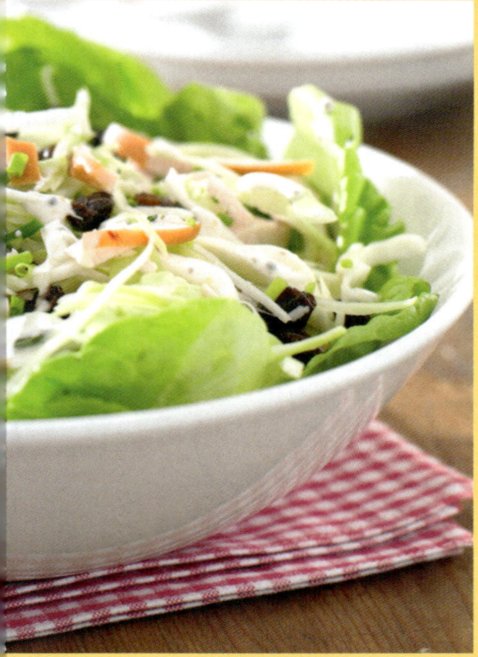

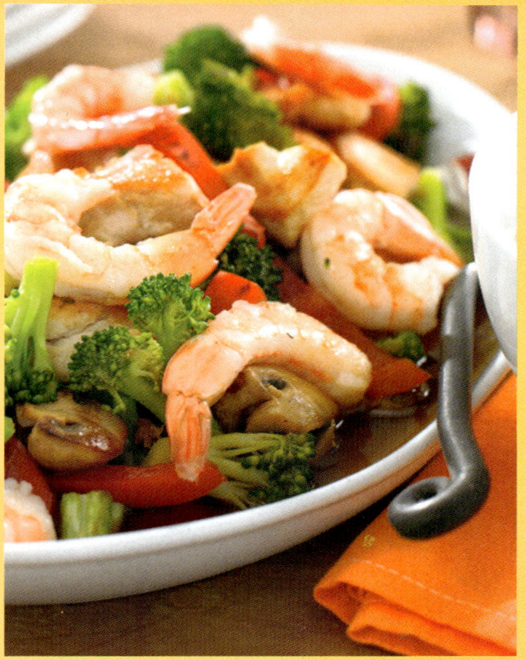

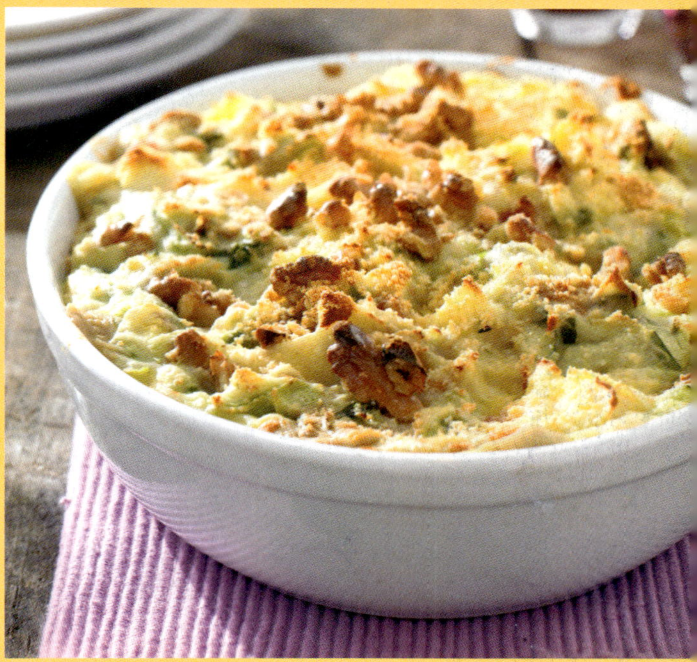

Erreichen Sie Ihr Traumgewicht!

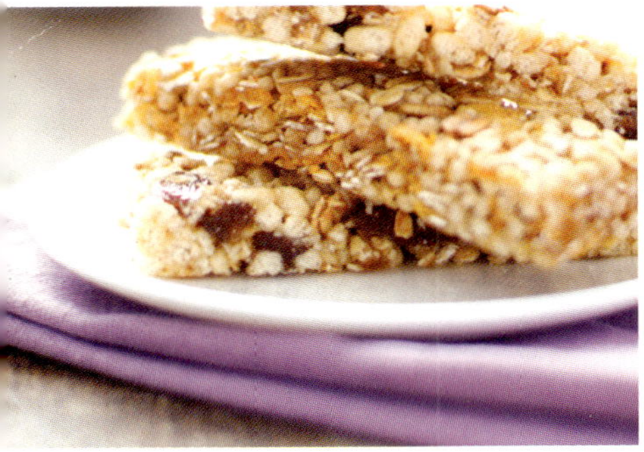
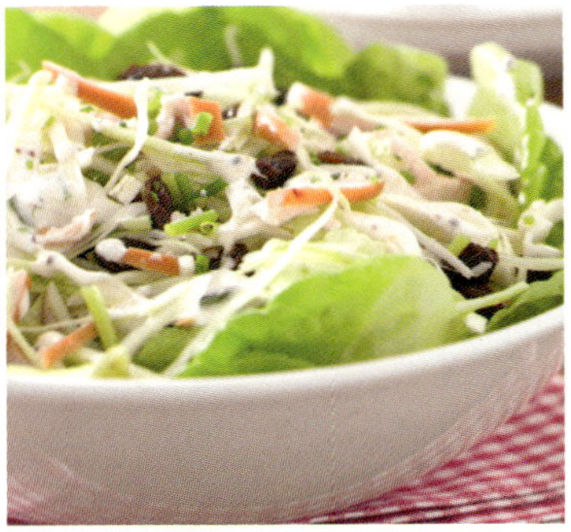
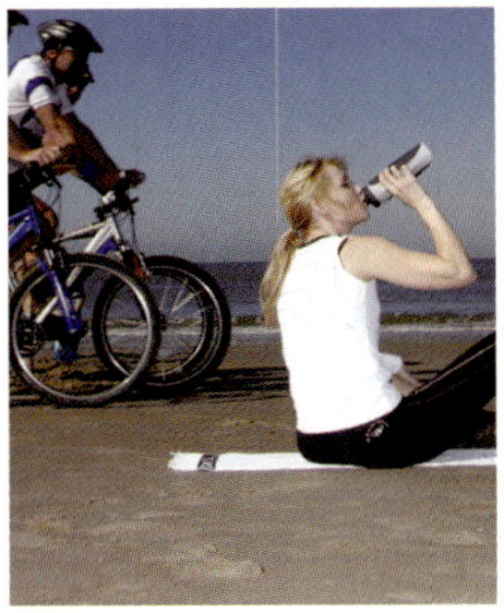
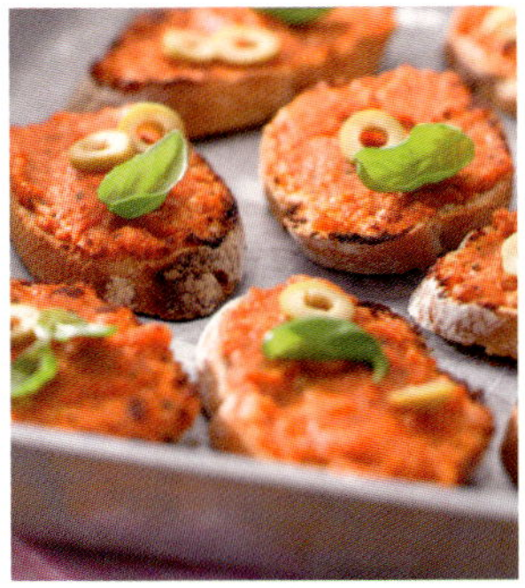
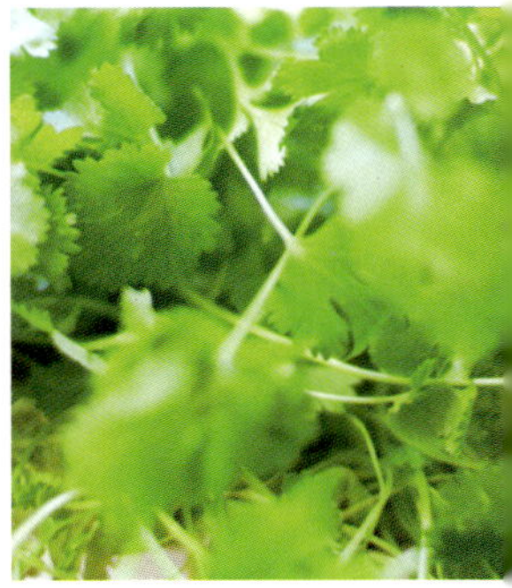

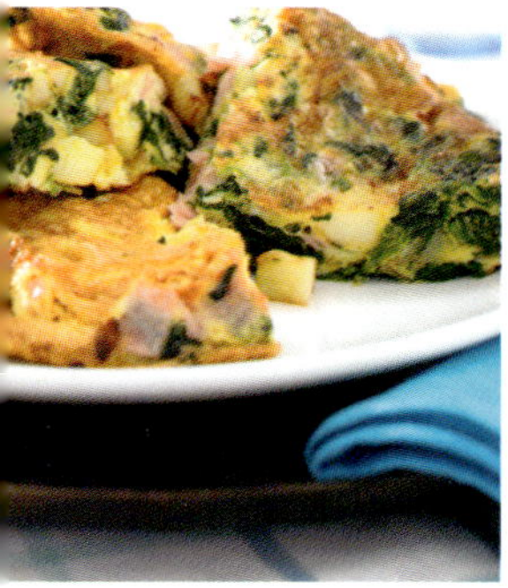
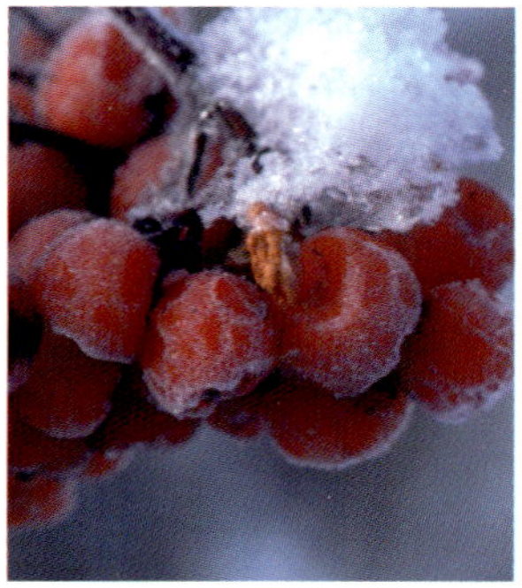
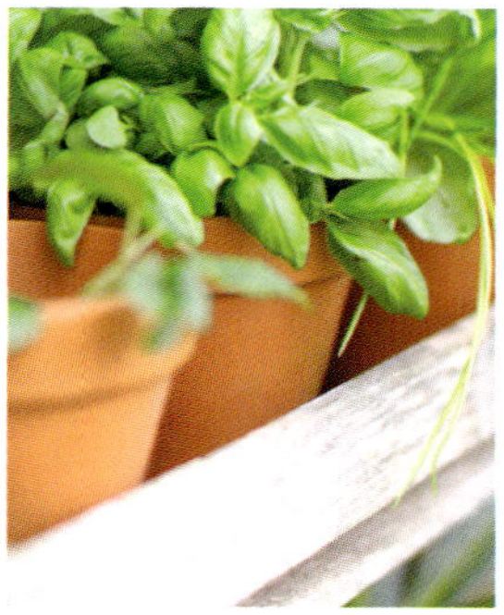
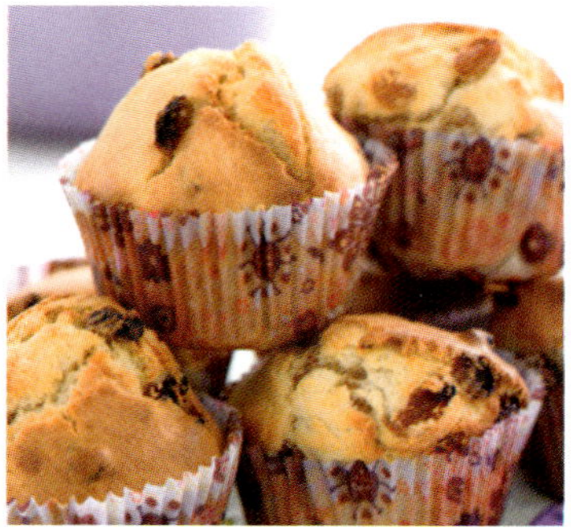
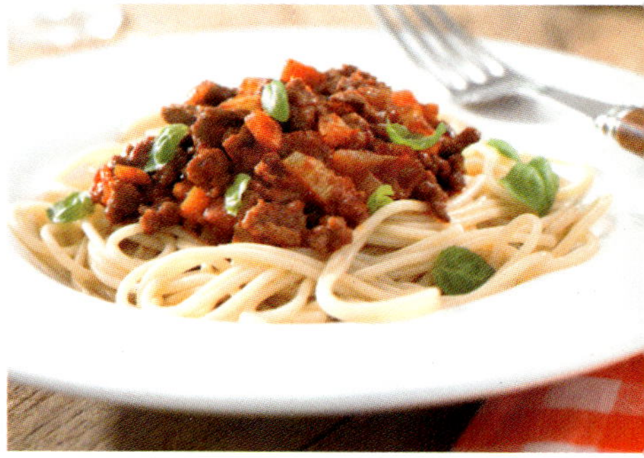

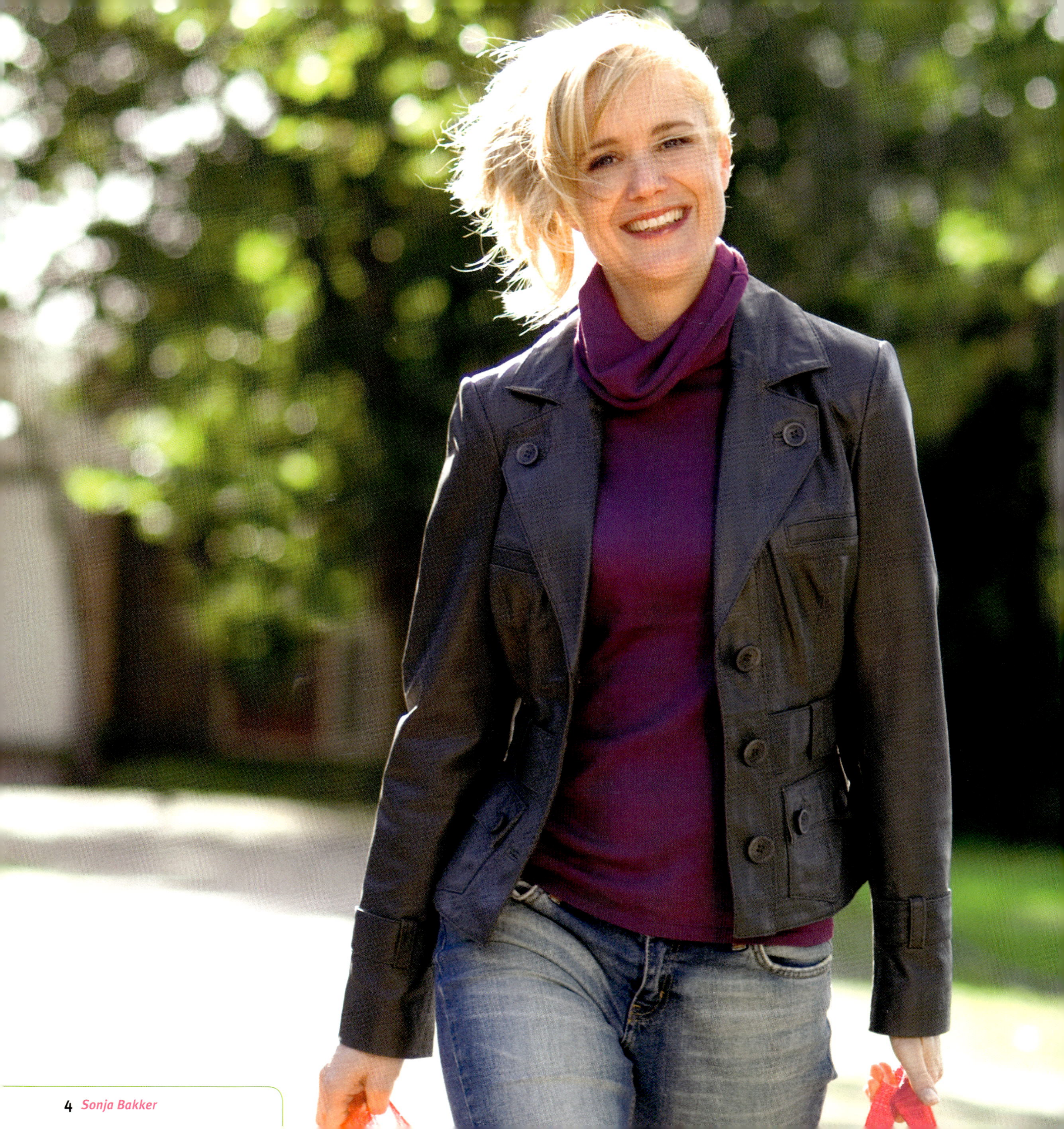

Vorwort

Dieses Buch heißt: „Erreichen Sie Ihr Traumgewicht! Ein wirksames Programm, um verantwortungsbewusst abzunehmen". Für viele ist erfolgreich und vor allem dauerhaft abnehmen ein unerreichbarer Traum. Auch mir erging es nicht anders, jahrelang habe ich gegen die überschüssigen Kilos gekämpft.

Seit meinem fünfzehnten Lebensjahr versuchte ich abzunehmen und hatte vor meinem neunzehnten Geburtstag schon so ziemlich alle Diäten hinter mir. Die verlorenen Kilos kamen jedoch immer wieder schnell zurück.

So durfte es einfach nicht weitergehen. Darum begann ich mit 20 Jahren eine Ausbildung zur Diätberaterin. Im Laufe der Zeit und mit der nötigen Erfahrung konnte ich schließlich meine eigene Diätmethode entwickeln. Jetzt kenne ich die Faktoren, die das Gewicht positiv, aber auch negativ beeinflussen.

In den letzten Jahren habe ich in meiner Praxis unzählige Menschen erfolgreich begleitet, die mit Übergewicht von fünf bis 65 Kilo zu kämpfen hatten. Ich kann Ihnen versichern, dass meine Diät erstaunlich gut funktioniert. Meine Methode basiert auf dem Grundprinzip der gesunden Ernährung und kann sowohl von Frauen als auch von Männern problemlos eingehalten werden.

Eine Diät kann sich noch so schön anhören, ist letztendlich aber sinnlos, wenn ausgefallene Rezepte und komplizierte Theorien dazu führen, dass kaum jemand die Diät durchhalten kann. Darum ist meine Methode - im Gegensatz zu vielen anderen Diäten - wirklich einfach zu befolgen.

Sie dürfen so gut wie alles essen, es ist lediglich eine Frage der Menge. Meine Methode ist motivierend und wird Ihnen helfen, endlich das gewünschte Ergebnis zu erreichen: ein dauerhaft bleibendes Wunschgewicht.

Geben Sie sich einen Ruck und wagen Sie den Schritt in Richtung Traumgewicht!

Ihre Diätberaterin Sonja Bakker

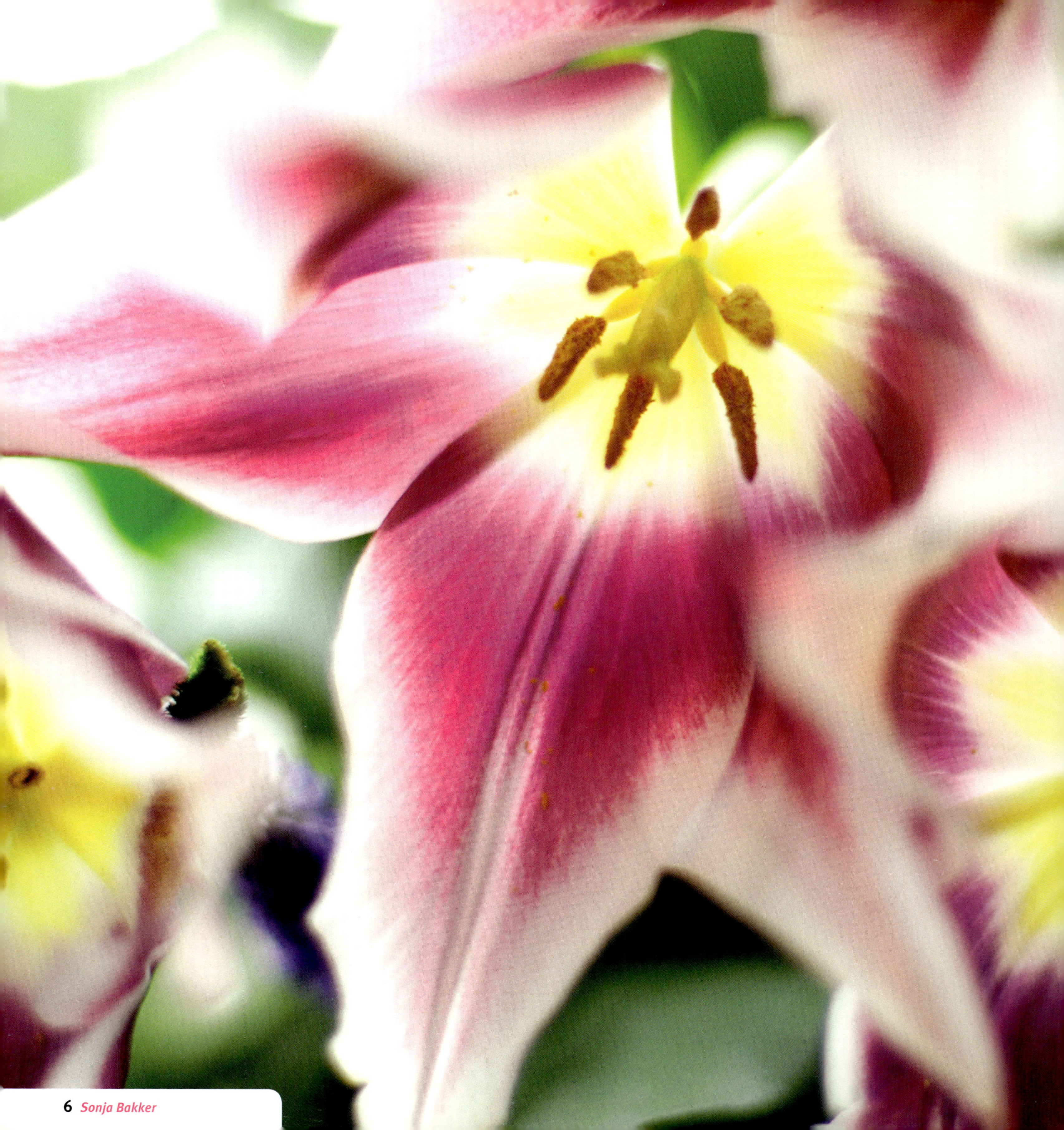

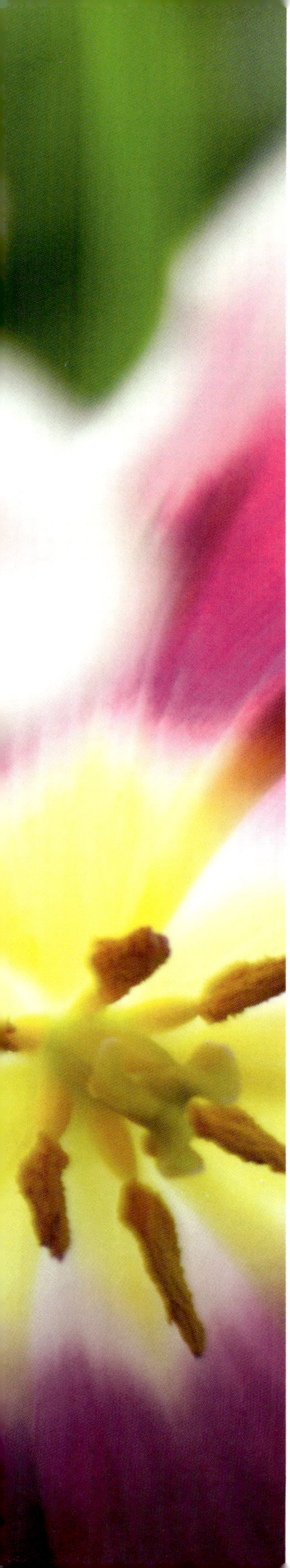

Einleitung

Fettsucht nimmt von Jahr zu Jahr zu

Übergewicht kommt vor allem in den wohlhabenden Ländern vor. In den letzten drei Jahren hat sich die Zahl der Übergewichtigen um 40 Prozent erhöht - Tendenz steigend. Was sind die Ursachen? Fangen wir bei uns selbst an. Wir sind bequemer geworden und bewegen uns immer weniger. Für sportliche Aktivitäten bleibt nur noch wenig Zeit. Statt aufs Fahrrad setzen wir uns doch viel lieber ins Auto.

Natürlich haben sich auch unsere Essgewohnheiten verändert. Schnell, schnell ist die Devise. Lebensmittel einzukaufen und selbst zuzubereiten, dafür bleibt doch oft keine Zeit. Gut für den Umsatz von Fastfood-Ketten. Außerdem gibt es an fast jeder Ecke Snacks und Getränke. Damit wird uns das „richtige" Essen auch nicht leichter gemacht. Obst und Gemüse, was wirklich wichtig ist, wird immer weniger gegessen.

Eigentlich sind wir uns sehr wohl der Risiken von übermäßigem Fettgenuss bewusst, die Lebensmittelindustrie reagiert und bringt immer mehr Light-Produkte auf den Markt. Schnell wird mit dem Finger auf die Fastfood-Ketten gezeigt - damit machen wir es uns aber sehr einfach. So schnell kann der Übeltäter für allgemeines Übergewicht nicht identifiziert werden.

Zwei Brötchen mit fettem Käse und echter Butter reichen aus und schon hat man den Fettgehalt einer McDonalds-Mahlzeit erreicht. Nicht unerwähnt seien da noch die Eltern, die ihren Kindern Erfrischungsgetränke und Süßigkeiten mit in die Schule geben. Das hat nichts mit Fastfood zu tun, ist aber genauso ungesund. Einmal pro Woche ist dies kein Problem, bei viermal pro Woche wird's aber sehr gefährlich! Alles in Maßen - und genau darum geht es.

Wenn Sie merken, dass Sie übergewichtig sind, unternehmen Sie etwas dagegen, wenn auch noch in begrenztem Maße. Sehen Sie dieses Buch als Leitfaden, der dafür sorgt, dass Sie sich wieder wohl in Ihrer Haut fühlen werden. Dieses Buch wird Ihren in neun Wochen den Weg zu einem gesunderen und schlankeren Leben zeigen.

Jedes Wochenprogramm beginnt mit einem Beispiel aus meiner Praxis. Danach folgt das Wochenmenü sowie das Rezept der Woche. Wenn Sie das Wochenmenü befolgen, können Sie sogar mehr als ein Pfund pro Woche abnehmen. Außerdem gebe ich Ihnen in jedem Kapitel wertvolle Tips zum Thema gesunde Ernährung. Nehmen Sie sich die Zeit und lesen Sie dieses Buch erst einmal aufmerksam durch, bevor Sie mit der Diät beginnen.

KAPITEL 1

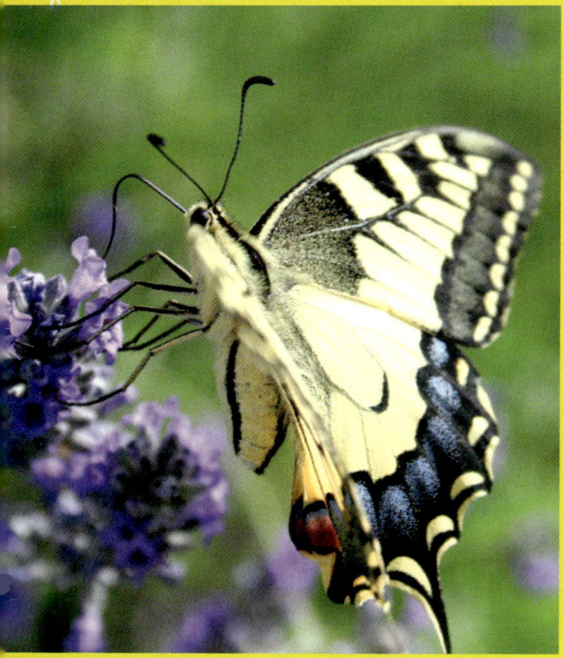

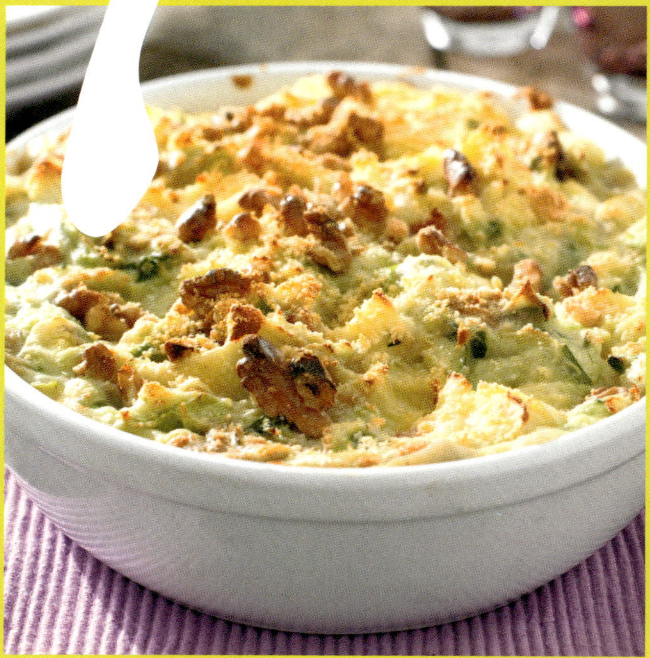

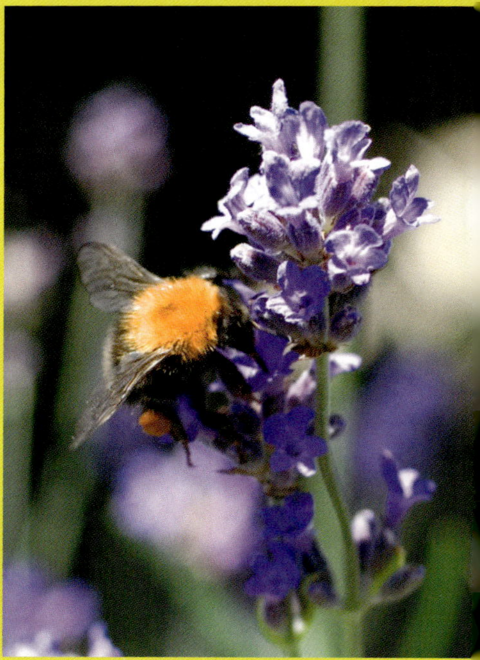

Die Sonja-Bakker-Methode

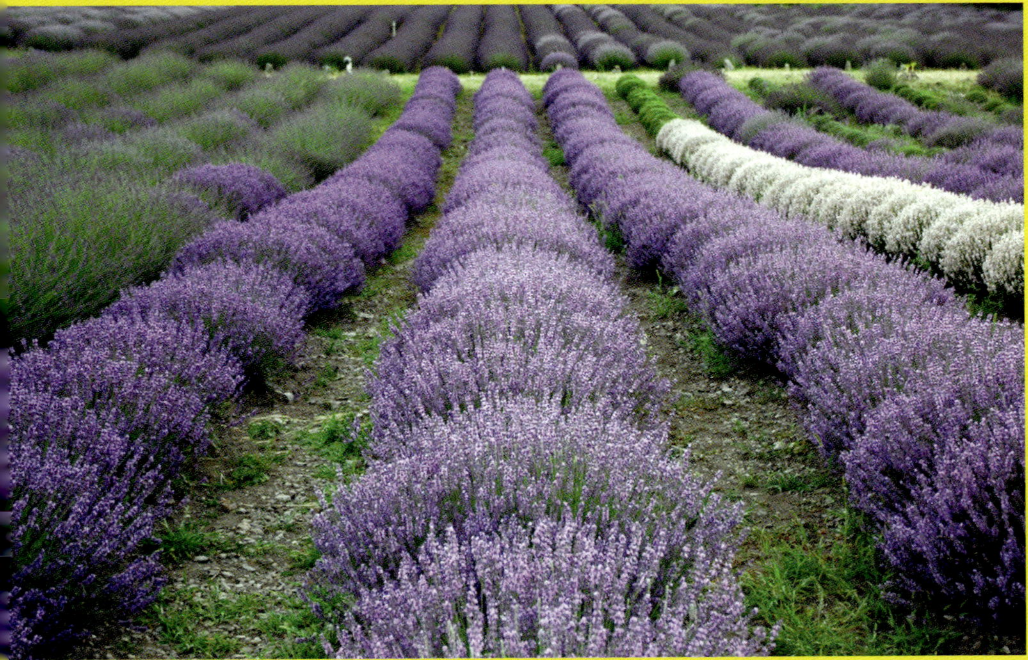

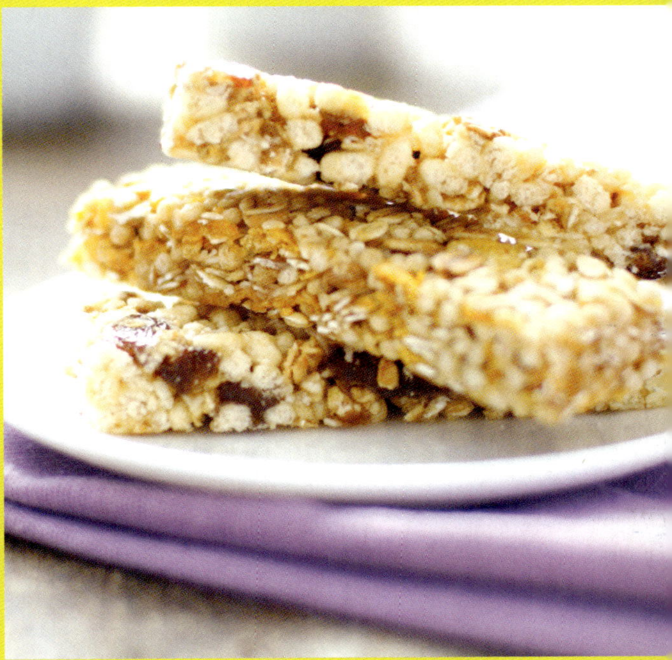

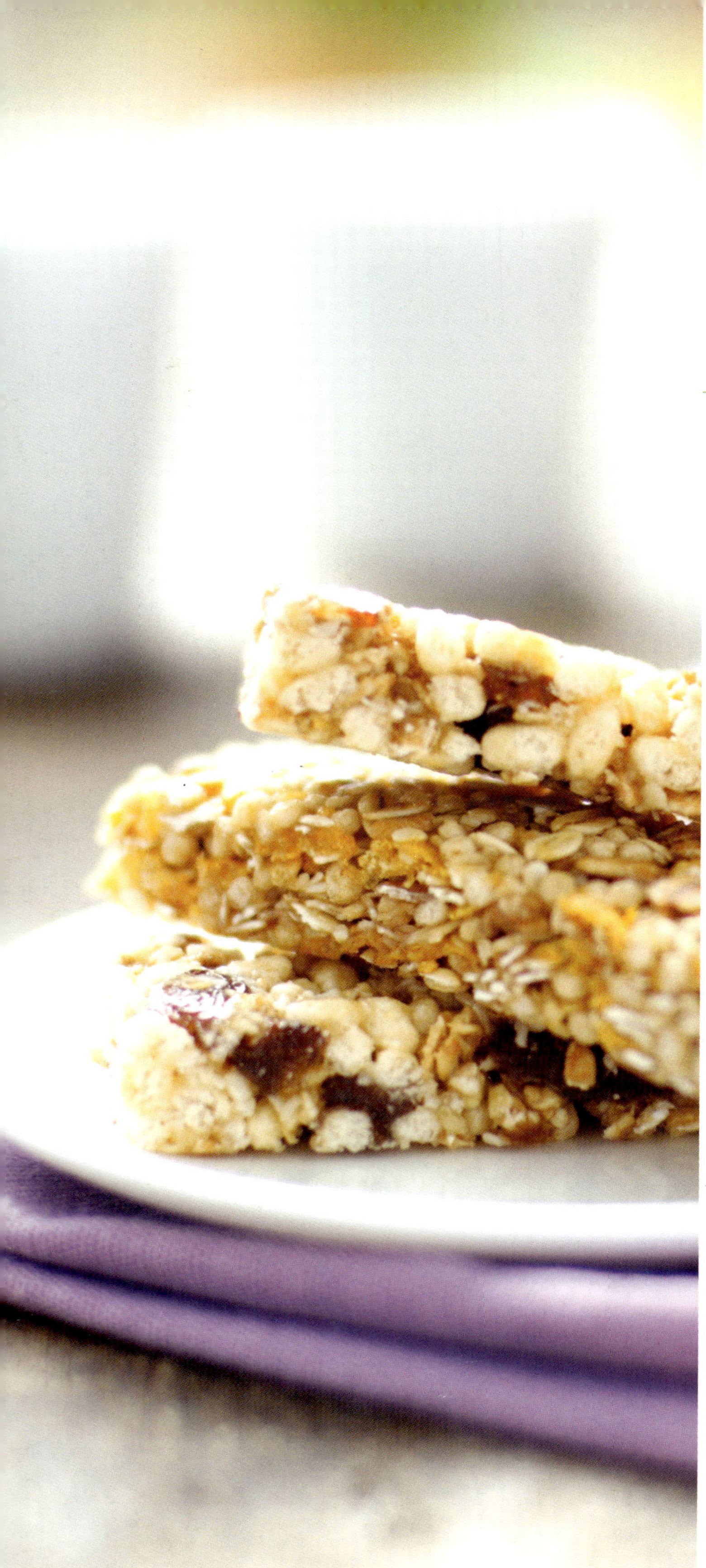

Die Sonja-Bakker-Methode

Die Zusammenstellung der Wochenmenüs

Eine gute und abwechslungsreiche Ernährung ist die wichtigste Voraussetzung, um schlank zu werden und vor allem zu bleiben. Dabei ist ein gutes Basismenü unerlässlich. Aus diesem Grund werden in diesem Buch neun verschiedene Wochenmenüs vorgestellt, die alle ausführlich beschrieben sind. Dadurch wird diese Diät einfach, verständlich und damit besonders wirkungsvoll gemacht.

Nachfolgend bekommen Sie einen ersten Eindruck, welche Voraussetzungen die Wochenmenüs erfüllen:

- Eine Diät muss alle Nährstoffe enthalten, um gesund zu bleiben. Kurz gesagt: genügend Milchprodukte, Obst, Fleisch (oder Fleischersatz), Gemüse, Brot und Kräcker, ein wenig Öl und Fett. Bei meiner Diät nehmen Sie genügend Eiweiß, Kohlenhydrate, Fette, Vitamine und Mineralstoffe zu sich.
- Eine Diät muss abwechslungsreich sein. Nach meinem Diätprogramm können Sie im Prinzip alles essen. Entscheidend ist die Menge. Daher kommt bei einigen Gerichten etwas weniger auf den Teller.
- Die Diät muss als Basis für eine Ernährungsumstellung dienen, mit der Sie ein Leben lang Ihr Gewicht halten können.

TIPP

Es ist kein Problem, das Mittag- und das Abendessen auszutauschen

Sie können aus den folgenden Snacks für zwischendurch wählen
1 Müsli-Riegel (ohne Zuckerzusatz)
1 Stück Honigkuchen
1 Butterkeks
1 Stück Obst (außer Mango, höchstens 2 Bananen pro Woche)
1 Frischei-Waffel
2 Vollkornkekse
30 Gramm Reiswaffel-Snack (zum Beispiel Rispinos von Uncle Ben's oder Risbellis von reis-fit) oder
3 Buchstaben Russisches Brot

Fleisch, Fisch und Fleischersatz
75 Gramm mageres Rindfleisch
75 Gramm Rinderfilet
75 Gramm Frikadelle (Rinderhackfleisch)
75 Gramm Hähnchen- und Putenbrustfilet (auch gewürzt)
75 Gramm Roastbeef
75 Gramm Steak
100 Gramm Kabeljau
100 Gramm Lachs
100 Gramm Schollenfilet
100 Gramm Thunfisch-Steak oder
75 Gramm Soja oder Tofu (als Fleischersatz)

Allgemein gilt: Steht zum Beispiel ein Snack oder eine Fleischsorte auf dem Programm, die in Ihrer Region nicht erhältlich ist, wählen Sie dann einfach ein vergleichbares Produkt aus derselben Produktgruppe.

Das Abendessen für Frauen

- 125 Gramm gekochte Kartoffeln, 200 Gramm Gemüse, 75 Gramm Fleisch
- 225 Gramm gekochte Nudeln inklusive Soße und Fleisch, 200 Gramm Wokgemüse (Weißkohl, Möhren, Zwiebeln, Porree, Paprika und Zucchini nach Wahl, klein geschnitten)
- 125 Gramm gekochter ungeschälter Reis, 200 Gramm Wokgemüse und 75 Gramm Fleisch
- 1 großer Salat à 225 Gramm mit einem Vollkornbrötchen oder
- 1 Teller Hühnersuppe, 1 Vollkornbrötchen und 1 Kräcker mit fettarmem Käse

Das Abendessen für Männer

- 150 Gramm gekochte Kartoffeln, 200 Gramm Gemüse, 75 Gramm Fleisch
- 250 Gramm gekochte Nudeln inklusive Soße und Fleisch, 200 Gramm Wokgemüse (Weißkohl, Möhren, Zwiebeln, Porree, Paprika und Zucchini nach Wahl, klein geschnitten)
- 150 Gramm gekochter ungeschälter Reis, 200 Gramm Wokgemüse und 75 Gramm Fleisch
- 1 großer Salat à 250 Gramm mit einem Vollkornbrötchen oder
- 1 Teller Hühnersuppe und 2 Vollkornbrötchen mit herzhaftem Belag

Wichtig sind auch die folgenden Punkte:

- Ersetzen Sie süßen Brotaufstrich immer durch einen ähnlichen süßen Brotaufstrich: Wenn im Tagesmenü z. B. Apfelkraut angegeben ist, können Sie auch Diät-Marmelade oder Honig verwenden.
- Ersetzen Sie den herzhaften Brotbelag immer durch einen gleichwertigen herzhaften Brotbelag: Wenn im Tagesmenü z. B. fettarmer Käse angegeben ist, können Sie auch rohen Schinken (ohne Fettrand) oder Hinterschinken verwenden.
- Wenn als Gemüse z. B. eine Kohlsorte angegeben ist, versuchen Sie dann, sich daran zu halten. Wählen Sie also zwischen Grünkohl, Spitzkohl, Rotkohl, Sauerkraut oder Blumenkohl.
- Wenn als Gemüse z. B. Prinzessbohnen angegeben sind, können Sie diese durch Zuckererbsen oder Schnittbohnen ersetzen.
- Anstatt Quark können Sie auch Diät-Joghurtdrink, fettarmen Joghurt, Buttermilch oder fettarme Milch nehmen.
- Anstatt Grapefruit-Saft dürfen Sie Orangensaft trinken. Nehmen Sie aber keine Milch, da diese zu einer anderen Produktgruppe gehört!
- Achten Sie auf die Brotmischung und essen Sie vor allem nicht zu viel Brot.

Sorgen Sie für einen abwechslungsreichen Speiseplan, wählen Sie nicht jeden Tag die gleiche Zusammenstellung.

Tipps für Singles

Ich weiß, dass es für Singles nicht immer einfach ist, regelmäßig zu kochen und eine Diät einzuhalten. Gute und vollwertige Mahlzeiten lassen sich aber schnell und einfach zubereiten. Am einfachsten ist es, Mahlzeiten gleich für zwei Personen vorzubereiten: Nehmen Sie hierfür die Hälfte der bei den Rezepten für vier Personen angegebenen Zutaten und frieren Sie die Hälfte ein. Die eingefrorenen Portionen können Sie im Laufe der Diät wieder verwenden. Die meisten Lebensmittel können im Kühlschrank ein paar Tage und im Gefrierschrank sogar einige Monate aufbewahrt werden. Kochen Sie in diesem Fall vor allem das Gemüse nicht zu gar. Bewahren Sie die Lebensmittel in dafür vorgesehenen, gut schließenden Behältern auf. Noch einfacher ist es übrigens, die Rezeptangaben für vier Personen zu kochen, die Mahlzeit in vier Portionen aufzuteilen und alles, mit Etikett versehen, separat einzufrieren. Auch Frischei-Waffeln und Rosinenbrötchen können Sie problemlos einfrieren.

Einkaufsliste

Am häufigsten verwende ich die folgenden Produkte:
halbfette Margarine (z. B. Becel Vital)
Olivenöl (zum Braten)
Tütensoßen (z. B. Maggi Meisterklasse)
Joghurt-Salatdressing
fettarmer Joghurt (z. B. Optiwell 0,1 % oder Zott 0,1 %)
Quark Magerstufe
Diät-Joghurtdrink

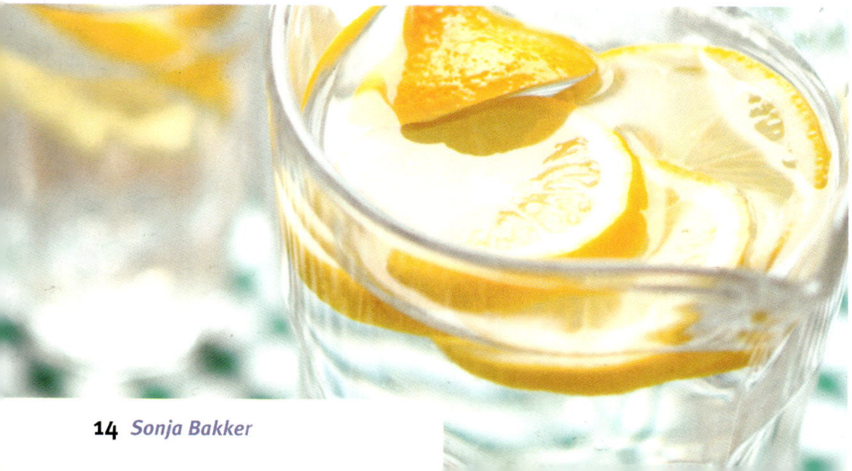

Buttermilchdrink (z. B. Milram Vitality)
Müsli-Riegel (zuckerfrei, z. B. Corny free oder Schwartau fruity)
fettarmer Käse (max. 30% i.Tr., z. B. von Du Darfst)
Vollkorn-Knäckebrot und Kräcker (z. B. von Wasa oder Leicht-und-Cross)
Vollkornkekse (z. B. Landkeks von Leibniz oder Hobbits von Brand)
Diät-Marmelade (z. B. von Du Darfst oder Schwartau Wellness)
Apfelkraut
Orangensaft aus dem Kühlregal (Direktsaft oder frisch gepresst)
natriumarmes Mineralwasser
Honigkuchen
asiatische Reiskräcker (Asia-Mix, Reiskräcker-Mix)
fettarme Kaffeemilch
fettarme Trinkschokolade
Cornflakes Kellogg's Special K

Es ist nicht meine Absicht, Werbung für bestimmte Produkte oder Marken zu machen. Die Produktangaben dienen lediglich zur Orientierung beim Einkaufen.

Das Angebot in deutschen Supermärkten ist regional oft unterschiedlich. In einigen Gegenden ist Apfelkraut oder Apfelsirup weitestgehend unbekannt. Wählen Sie dann eine Alternative, zum Beispiel Honig oder verschiedene Sorten Diät-Marmelade.

Honigkuchen schmeckt gut und hat außerdem sehr wenig Fett. Eine echte holländische Leckerei! Sollte Ihr Supermarkt keinen Honigkuchen im Programm führen, schauen Sie dann einfach mal im Reformhaus vorbei, dort werden Sie sicher fündig.

Thema: Gewicht und Gesundheit

Da sich Körpergröße und Körpergewicht bei jedem einfach messen lassen, wird das Normalgewicht oft auf Basis dieser beiden Zahlen ermittelt. Eine oft angewandte Methode für Erwachsene (unabhängig vom Alter) ist der Body-Mass-Index (BMI).

Body-Mass-Index (BMI)
Dabei gilt:

BMI weniger als 20	=	Untergewicht
BMI zwischen 20 und 25	=	gesundes Normalgewicht
BMI zwischen 25 und 30	=	Übergewicht
BMI über 30	=	Übergewicht mit Gesundheitsrisiko

Gewichtstabelle

	Gewicht	Body-Mass-Index
Start	73,3	28,6
Woche 1		
Woche 2		
Woche 3		
Woche 4		
Woche 5		
Woche 6		
Woche 7		
Woche 8		
Woche 9		

Beispiel 1:
Eine Frau mit einer Körpergröße von 1,70 m und einem Gewicht von 65 Kilo hat einen BMI von 22,5 (65 Kilo / 1,70 x 1,70 = 22,5). Ein BMI von 22,5 befindet sich im gesunden Bereich. Schlussfolgerung: Ein Gewicht von 65 Kilo ist für diese Frau gesund.

Beispiel 2:
Eine Frau mit einer Körpergröße von 1,70 m wiegt 75 Kilo. Ihr BMI beträgt somit 26 (75 Kilo / 1,70 x 1,70 = 26). Schlussfolgerung: 75 Kilo ist für diese Frau zu viel.

Es ist immer schön zu sehen, wenn Bemühungen und Anstrengungen ein sichtbares Ergebnis mit sich bringen. Tragen Sie darum Ihr Wochenergebnis in die Gewichtstabelle ein und berechnen Sie Ihren BMI jede Woche neu.

Die Vorteile eines gesunden Körpergewichtes

Top 5

- Sie haben viel mehr Energie
- Oft sehen Sie dadurch jünger aus
- Ihr Körper ist gesünder und stärker, wodurch Sie sich extra wohl in Ihrer Haut fühlen
- Ihr Selbstvertrauen wird gestärkt, dadurch werden sich auch Ihre Leistungen steigern, sowohl im Beruf als auch im Privatleben
- Shoppen macht noch viel mehr Spaß, vor allem in Bekleidungsgeschäften

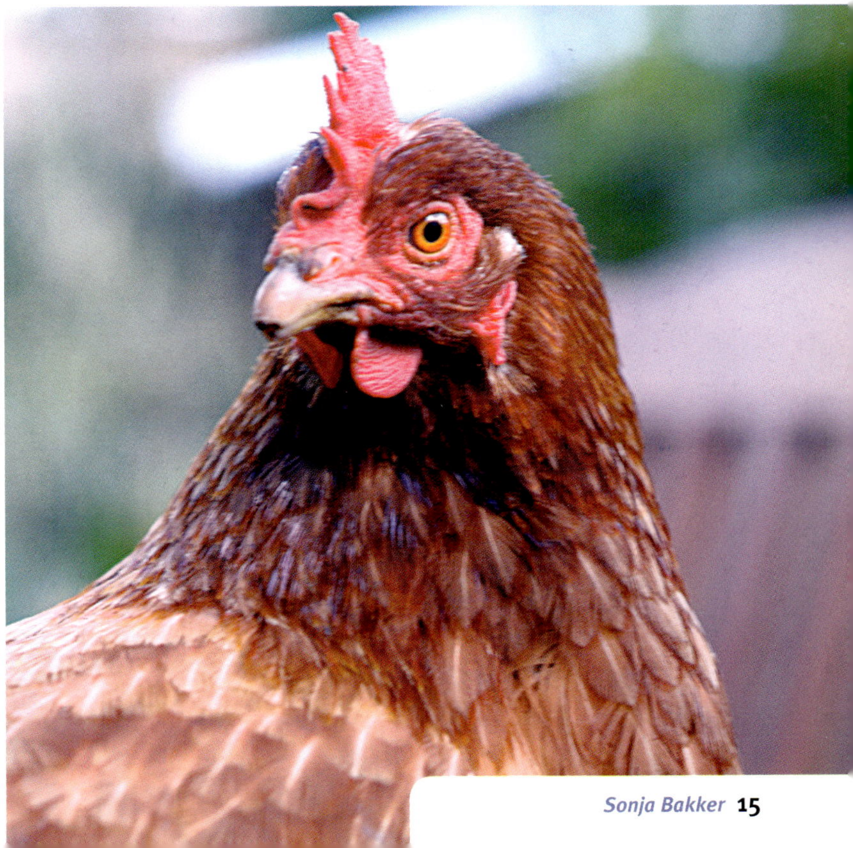

KAPITEL 2

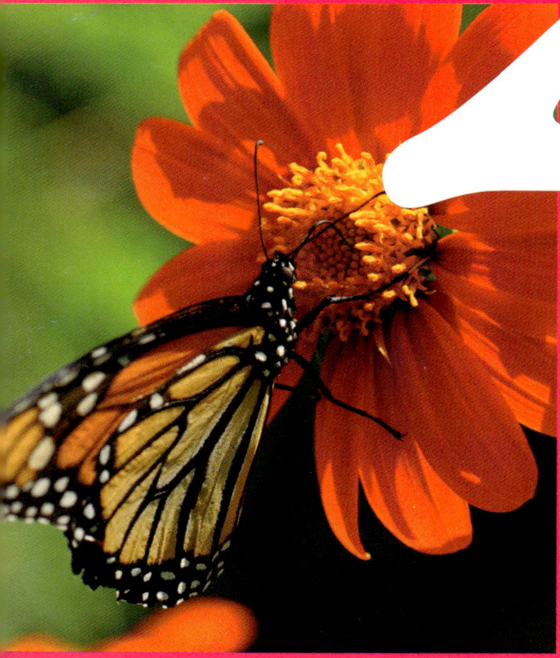

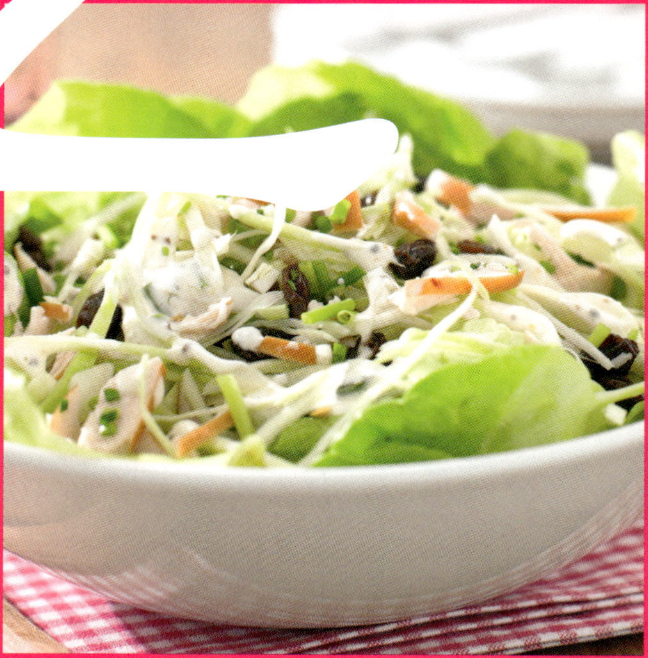

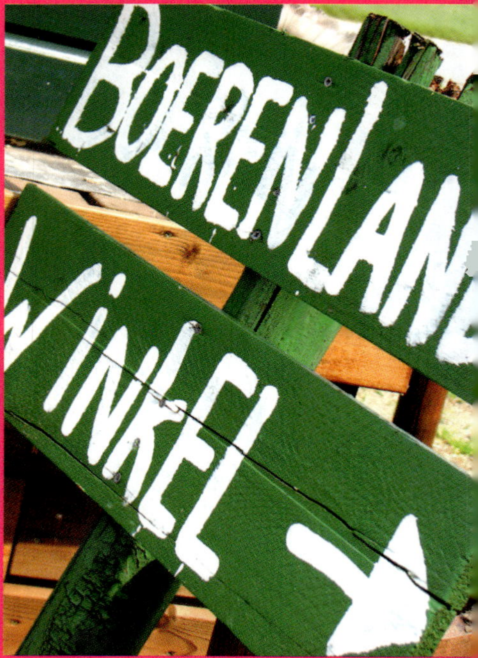

„Ihre Umgebung können Sie nicht ändern - nur sich selbst“

Ein Beispiel aus meiner Praxis

74 Jahre und trotzdem abnehmen *~ Hans*

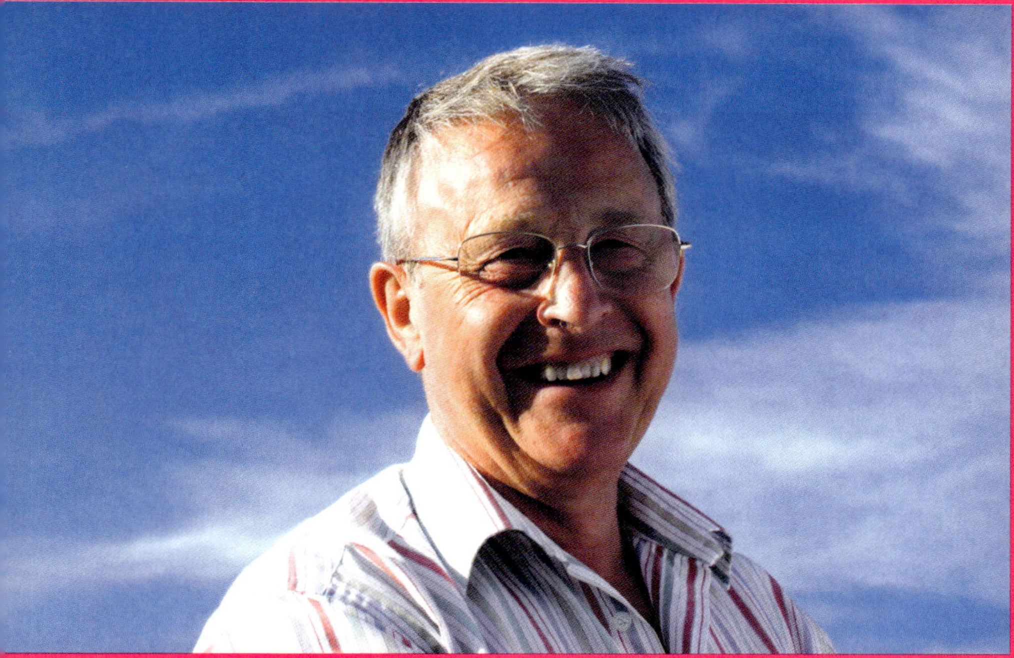

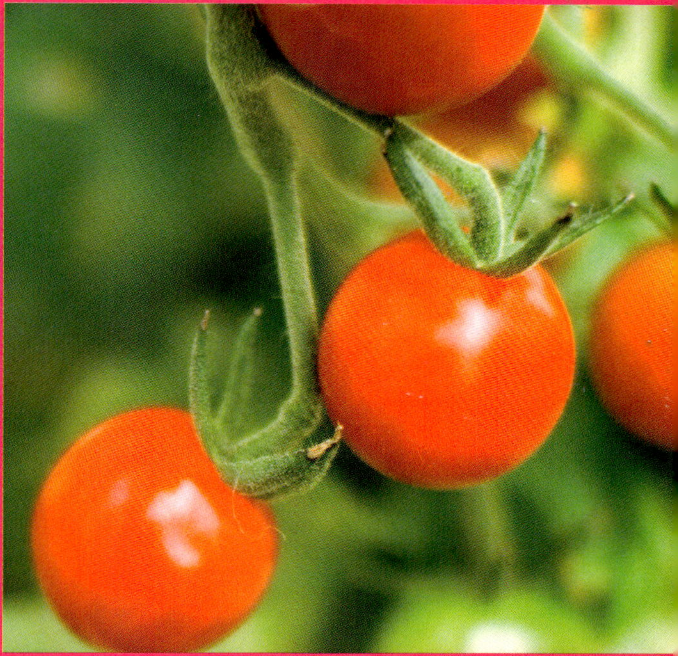

Eines Tages rief mich Hans an. Er war Lungenpatient und hatte mehr als zwanzig Kilo Übergewicht. Mit seinen 74 Jahren hatte er so seine Bedenken, ob er nicht schon zu alt zum Abnehmen sein. Es ist nie zu spät, etwas für die Gesundheit zu tun. Übergewicht hat weitreichende Folgen: Kurzatmigkeit, einen zu hohen Cholesterinspiegel, Probleme mit den Gelenken usw. Eine Woche später fand unser erstes Gespräch statt. Honigkuchen, Diät-Buttermilch, Reiswaffel-Kräcker... für Hans alles neuartige Produkte. Er kam jede Woche zur Beratung, und es lief so gut, dass er sein Wunschgewicht nach vier Monaten erreicht hatte. Insgesamt nahm er zwanzig Kilo ab. Eines Morgens stand Hans unerwartet mit einem Blumenstrauß vor meiner Tür und wollte mir unbedingt etwas zeigen. Da stand er dann, mit seinem, na ja, fast neuen Fahrrad. Er hatte es vor fünfzehn Jahren zum Geburtstag bekommen und war heute zum ersten Mal damit gefahren. Seine Kurzatmigkeit hatte das Radfahren bis zu diesem Tag unmöglich gemacht. Hans ist ein gutes Beispiel. Er hatte den eisernen Willen, in seinem Alter etwas gegen sein Übergewicht zu tun. Hätte er nichts unternommen, wäre seine Kurzatmigkeit mit all ihren Folgen wahrscheinlich immer schlimmer geworden.

1. Wochenmenü

FRAU

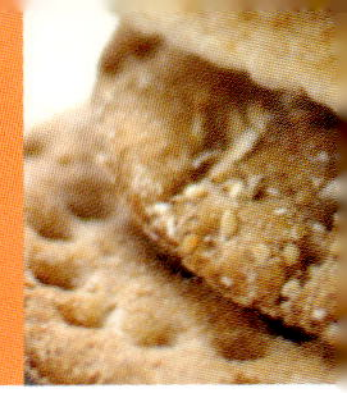

Beginnen wir mit dem ersten Wochenmenü. In der ersten Woche ist es wichtig, dass Sie viel Wasser trinken. Wiegen Sie auch Ihr Abendessen immer gut ab. Versuchen Sie, jeden Tag ein wenig Bewegung einzuplanen. Außerdem können Sie sich gerne bei jedem abgenommen Kilo mit einer Kleinigkeit belohnen. Gönnen Sie sich eine Zeitschrift, einen Blumenstrauß oder legen Sie bei jedem Kilo einen kleinen Betrag zur Seite, um so für ein etwas größeres Geschenk zu sparen. Wie wäre es mit einem Besuch im Wellness-Hotel? Oder Sie lassen, sobald Sie Ihr Wunschgewicht erreicht haben, schöne Fotos von sich machen.

Montag

Frühstück: 250 Gramm fettarmer Joghurt, 1 Apfel – **Zwischendurch:** 1 Müsli-Riegel – **Mittagessen:** 2 Scheiben Vollkornbrot mit halbfetter Margarine, 1 Scheibe fettarmem Käse und 1 Scheibe Hähnchenbrustfilet – **Zwischendurch:** 1 Stück Honigkuchen – **Abendessen:** 125 Gramm gekochte Kartoffeln, 200 Gramm Blumenkohl, 1 Schöpflöffel fettarme Soße, 75 Gramm Rinderfilet, eine kleine Schale Rohkostsalat mit Joghurtdressing – **Abends:** 2 Vollkornkekse (nicht die ganze Packung!)

Dienstag

Frühstück: 2 Scheiben Vollkorn-Knäckebrot mit halbfetter Margarine und 2 x Diät-Marmelade – **Zwischendurch:** 1 Banane – **Mittagessen:** 250 Gramm fettarmer Joghurt mit 1 Apfel – **Zwischendurch:** 1 Stück Honigkuchen – **Abendessen:** 125 Gramm gekochte Kartoffeln, 200 Gramm Rote Beete, 1 Schöpflöffel fettarme Soße, 75 Gramm Hähnchenbrustfilet, eine kleine Schale Rohkostsalat mit Joghurtdressing – **Abends:** 1 Kiwi

Mittwoch

Frühstück: 250 Gramm fettarmer Joghurt, 1 Kiwi – **Zwischendurch:** 1 Stück Honigkuchen – **Mittagessen:** 2 Scheiben Vollkornbrot mit halbfetter Margarine, 1 x Apfelkraut und 1 x Hähnchenbrustfilet – **Zwischendurch:** 1 Glas Diät-Joghurtdrink – **Abendessen:** 125 Gramm gekochte Kartoffeln, 2 Chicorée mit Schinken und Käse überbacken, 1 Schöpflöffel fettarme Soße, eine kleine Schale Rohkostsalat mit Joghurtdressing – **Abends:** 1 Orange

Donnerstag

Frühstück: 1 Glas Diät-Joghurtdrink, 1 Kiwi – **Zwischendurch:** 1 Müsli-Riegel – **Mittagessen:** 2 kleine Mehrkornbrötchen mit halbfetter Margarine und je einer Scheibe fettarmem Käse mit Tomate oder Gurke, 1 Heiße Tasse (zum Beispiel von Erasco) oder eine Tasse Bouillon – **Zwischendurch:** 1 Stück Honigkuchen – **Abendessen:** 125 Gramm gekochte Kartoffeln, 200 Gramm Porree, 1 Schöpflöffel fettarme Soße, 75 Gramm Kabeljau, eine kleine Schale Rohkostsalat mit Joghurtdressing – **Abends:** Hart bleiben!

Freitag

Frühstück: 250 Gramm fettarmer Joghurt, 3 Esslöffel Müsli oder Kellogg's Special K – **Zwischendurch:** Weintrauben (max. 20 Stück) – **Mittagessen:** 3 x Vollkorn-Knäckebrot mit halbfetter Margarine, 1 Scheibe fettarmem Käse, 1 Scheibe Putenbrustfilet und 1 x Diät-Marmelade – **Zwischendurch:** 1 Stück Honigkuchen – **Abendessen:** 225 Gramm gekochte Nudeln mit frischem Gemüse nach Wahl, 75 Gramm Soja oder Tofu (als Fleischersatz, in den meisten Supermärkten erhältlich), eine kleine Schale Rohkostsalat mit Joghurtdressing – **Abends:** 1 Glas Rotwein oder 1 Glas Orangensaft

Samstag

Frühstück: 1 Glas fettarme Milch, 1 Stück Honigkuchen mit halbfetter Margarine – **Zwischendurch:** 1 Müsli-Riegel – **Mittagessen:** 2 Scheiben Vollkornbrot mit halbfetter Margarine, 1 Scheibe fettarmen Käse und 1 gekochtes Ei – **Zwischendurch:** 1 Apfel – **Abendessen:** 1 Schinken-Käse-Brötchen, 1 Heiße Tasse (zum Beispiel von Erasco) oder eine Tasse Bouillon, 250 Gramm fettarmer Joghurt – **Abends:** 1 Glas Rotwein oder 1 Glas Orangensaft, 3 Kräcker mit fettarmem Käse

Sonntag

Frühstück: 1 Mehrkornbrötchen mit halbfetter Margarine und 1 Scheibe Roastbeef oder Teewurst – **Zwischendurch:** 1 Stück Honigkuchen – **Mittagessen:** 1 Teller Hühnersuppe, 2 Kräcker mit halbfetter Margarine und fettarmem Käse – **Zwischendurch:** 1 Apfel – **Abendessen:** 225 Gramm Krautsalat (siehe Rezept) – **Abends:** 2 Vollkornkekse

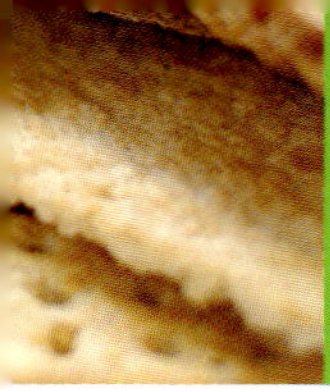

MANN

Montag

Frühstück: 250 Gramm fettarmer Joghurt, 1 Apfel, 1 Kräcker mit Schmelzkäse Halbfettstufe – **Zwischendurch:** 1 Müsli-Riegel – **Mittagessen:** 2 Scheiben Vollkornbrot mit halbfetter Margarine, 1 Scheibe fettarmem Käse und 1 Scheibe Hähnchenbrustfilet, 1 Glas fettarme Milch – **Zwischendurch:** 1 Stück Honigkuchen – **Abendessen:** 150 Gramm gekochte Kartoffeln, 200 Gramm Blumenkohl, 1 Schöpflöffel fettarme Soße, 75 Gramm Rinderfilet, eine kleine Schale Rohkostsalat mit Joghurtdressing – **Abends:** 2 Vollkornkekse (nicht die ganze Packung!)

Dienstag

Frühstück: 2 Scheiben Vollkorn-Knäckebrot mit halbfetter Margarine und 2 x Diät-Marmelade, 1 Stück Honigkuchen – **Zwischendurch:** 1 Banane – **Mittagessen:** 250 Gramm fettarmer Joghurt mit 1 Apfel – **Zwischendurch:** 1 Stück Honigkuchen – **Abendessen:** 150 Gramm gekochte Kartoffeln, 200 Gramm Rote Beete, 1 Schöpflöffel fettarme Soße, 75 Gramm Hähnchenbrustfilet, eine kleine Schale Rohkostsalat mit Joghurtdressing – **Abends:** 1 Kiwi, 1 Orange

Mittwoch

Frühstück: 250 Gramm fettarmer Joghurt, 1 Kiwi – **Zwischendurch:** 1 Stück Honigkuchen – **Mittagessen:** 2 Scheiben Vollkornbrot mit halbfetter Margarine,1 x Apfelkraut und 1 x Hähnchenbrustfilet – **Zwischendurch:** 1 Glas Diät-Joghurtdrink – **Abendessen:** 175 Gramm gekochte Kartoffeln, 2 Chicorée mit Schinken und Käse überbacken, 1 Schöpflöffel fettarme Soße, eine kleine Schale Rohkostsalat mit Joghurtdressing – **Abends:** 1 fettarme Trinkschokolade

Donnerstag

Frühstück: 1 Glas Diät-Joghurtdrink, 1 Banane, 1 Rosinenbrötchen – **Zwischendurch:** 1 Müsli-Riegel – **Mittagessen:** 2 kleine Mehrkornbrötchen mit halbfetter Margarine und je 1 Scheibe fettarmem Käse mit Tomate oder Gurke, 1 Heiße Tasse (zum Beispiel von Erasco) oder eine Tasse Bouillon – **Zwischendurch:** 1 Stück Honigkuchen, 1 Glas Diät-Joghurtdrink – **Abendessen:** 175 Gramm gekochte Kartoffeln, 200 Gramm Porree, 1 Schöpflöffel fettarme Soße, 100 Gramm Kabeljau, eine kleine Schale Rohkostsalat mit Joghurtdressing – **Abends:** Hart bleiben!

Freitag

Frühstück: 250 Gramm fettarmer Joghurt, 3 Esslöffel Müsli oder Kellogg's Special K – **Zwischendurch:** Weintrauben (max. 20 Stück) – **Mittagessen:** 3 x Vollkorn-Knäckebrot mit halbfetter Margarine, 1 Scheibe fettarmem Käse, 1 Scheibe Hähnchenbrustfilet und 1 x Diät-Marmelade – **Zwischendurch:** 1 Stück Honigkuchen – **Abendessen:** 250 Gramm gekochte Nudeln mit frischem Gemüse nach Wahl und 75 Gramm Soja oder Tofu (als Fleischersatz, in den meisten Supermärkten erhältlich), eine kleine Schale Rohkostsalat mit Joghurtdressing – **Abends:** 1 Glas Rotwein oder 1 Glas Orangensaft

Samstag

Frühstück: 1 Glas fettarme Milch, 1 Stück Honigkuchen mit halbfetter Margarine – **Zwischendurch:** 1 Müsli-Riegel – **Mittagessen:** 2 Scheiben Vollkornbrot mit halbfetter Margarine, 1 Scheibe fettarmem Käse und 1 gekochtes Ei, 1 Glas Diät-Joghurtdrink – **Zwischendurch:** 1 Apfel – **Abendessen:** 2 Schinken/Käse-Mehrkornbrötchen, 1 Heiße Tasse (zum Beispiel von Erasco) oder eine Tasse Bouillon, 250 Gramm fettarmer Joghurt – **Abends:** 1 Glas Rotwein oder 1 Glas Orangensaft, 3 Kräcker mit fettarmem Käse

Sonntag

Frühstück: 2 Mehrkornbrötchen mit halbfetter Margarine und 1 Scheibe Roastbeef und 1 x Teewurst – **Zwischendurch:** 1 Stück Honigkuchen – **Mittagessen:** 1 Teller Hühnersuppe, 2 Kräcker mit halbfetter Margarine und fettarmem Käse – **Zwischendurch:** 1 Apfel, 1 Orange – **Abendessen:** 250 Gramm Krautsalat (siehe Rezept) – **Abends:** 2 Vollkornkekse

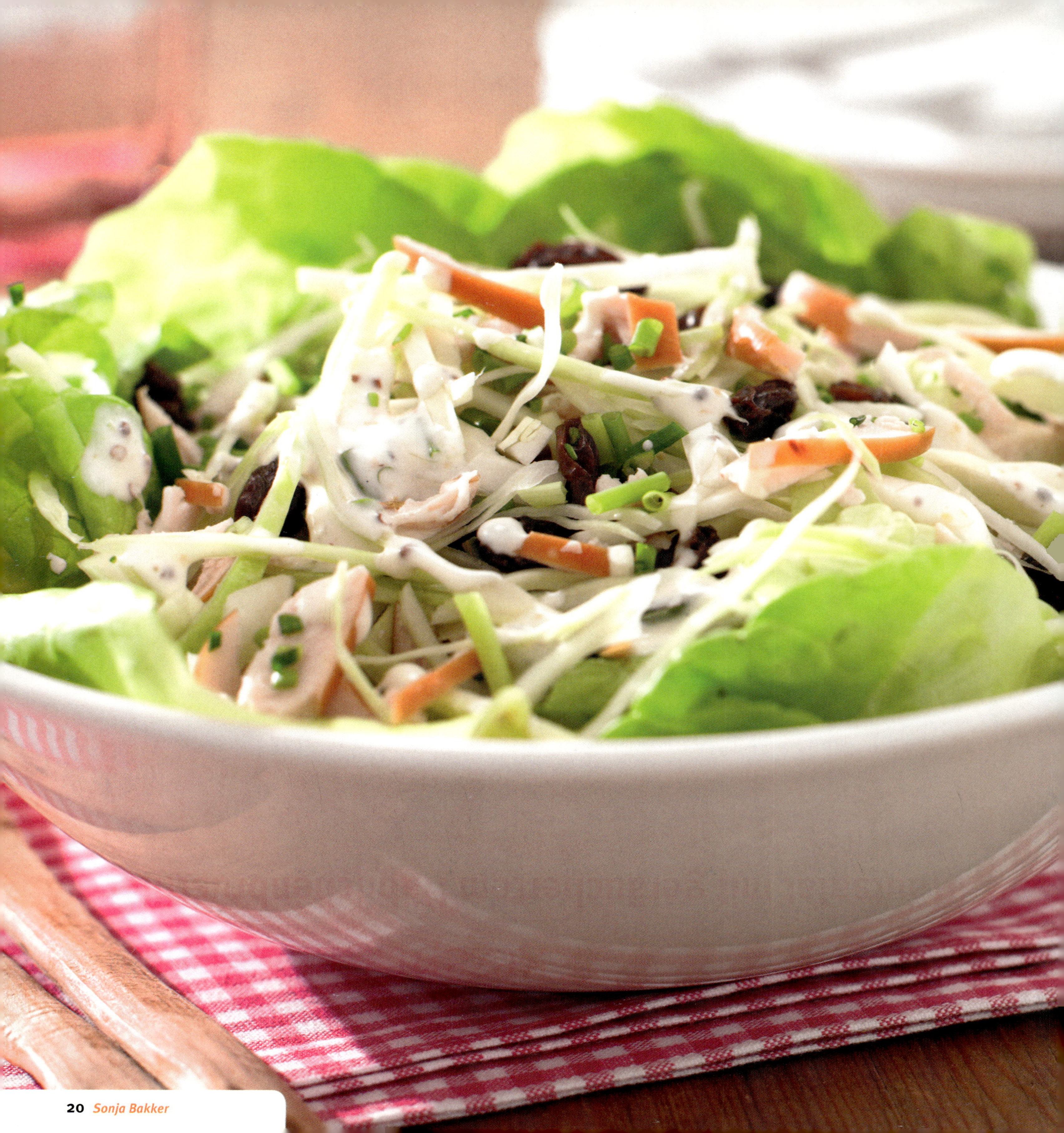

Rezept der Woche

Krautsalat mit geräuchertem Hähnchenbrustfilet

für 4 Personen

Zutaten

400 Gramm Weißkohl
1 Bund Schnittlauch
1 Kopf Salat
1 kleine Handvoll Rosinen
4 Esslöffel Joghurtdressing
200 Gramm geräuchertes Hähnchenfilet
Saft einer halben Zitrone
ein halber Esslöffel körniger Senf
Salz und Pfeffer

Zubereitung

Alles sehr klein schneiden und in einer Schüssel zusammen mit den Rosinen und dem Schnittlauch vermengen. In einer kleinen Schüssel ein Dressing aus der Joghurt-Salatsoße, Zitronensaft, Senf und nach Geschmack Salz und Pfeffer anrühren. Das Dressing unter den Salat heben.

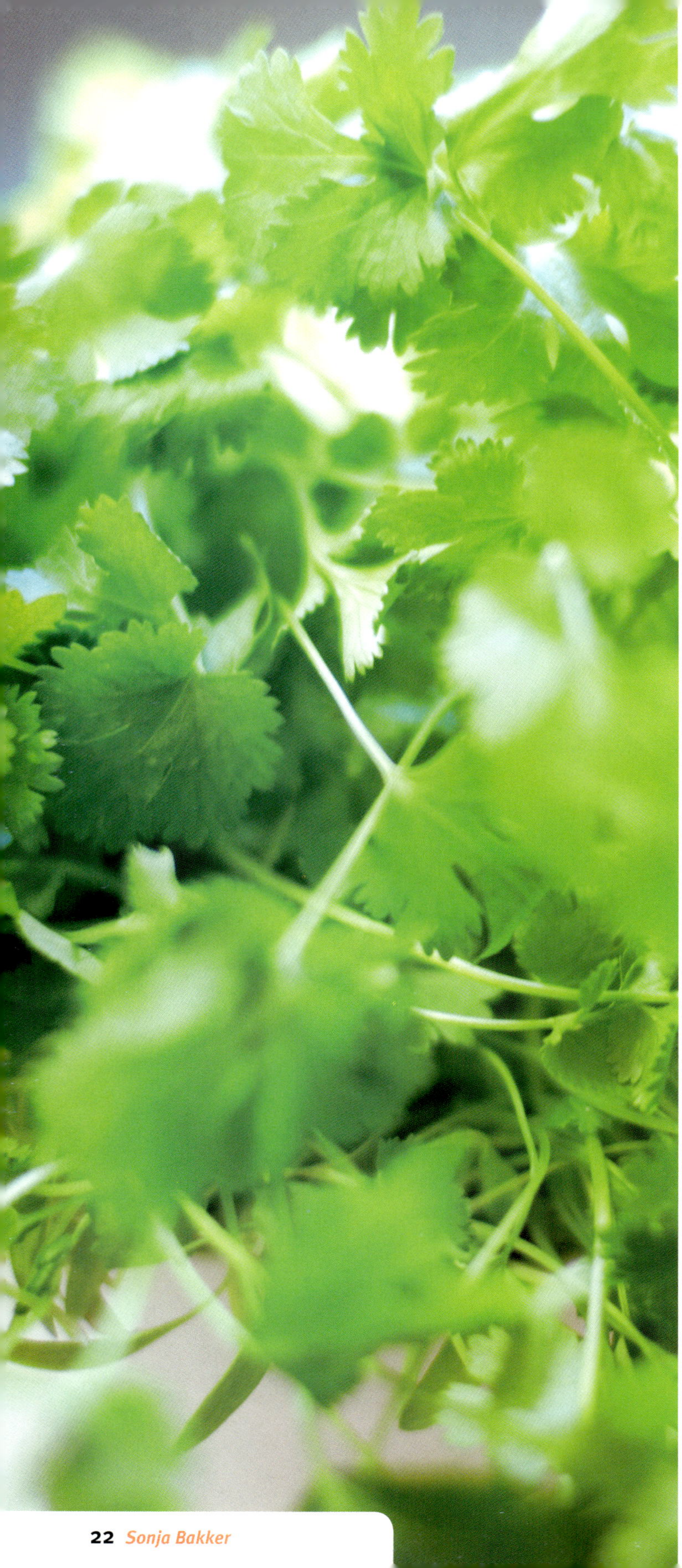

Thema:

Die Waage

Mit der Waage ist das so eine Sache. Eine Waage zeigt an, wie viel Sie wiegen. Dies sagt aber nichts über die Menge an Flüssigkeit und Fettgewebe in Ihrem Körper aus.

Sie können ein Kilo zunehmen, wenn Sie einen Liter Wasser trinken und Kilos verlieren, wenn Sie Durchfall haben. Zeigt die Waage, dass Sie schwerer geworden sind, obwohl Sie nicht genascht haben, lassen Sie sich dann nicht entmutigen. Oft kommt es vor, dass der Körper zusätzliches Wasser festhält. Dies ist eine vorübergehende Erscheinung.

Es gibt genug Leute, die sich nie wiegen und trotzdem ihr Gewicht halten. Unsere Kleidung ist hier ein zuverlässiger Anhaltspunkt. Wenn Sie Ihren Gürtel ein Loch weiter schnallen müssen, oje, dann wissen Sie auch ohne Waage, was los ist.

Wiegen Sie sich einmal pro Woche an einem festen Wochentag ohne Bekleidung und immer zur gleichen Zeit. Zum Beispiel Montag morgens nach dem Aufstehen.

Beim Bergsteigen ist das Erreichen des Gipfels nicht immer das Wichtigste. Der Weg zum Ziel, darauf kommt es an. Manchmal ist es zufriedenstellender, kurz anzuhalten und den Ort zu entdecken, den man erreicht hat. Genauso ist es auch beim Abnehmen!

Fragen der Woche

Kann ich eine Mahlzeit auslassen?

Es kann vorkommen, dass Sie keine Zeit zum Essen haben. Oft wird dann das Mittagessen ausgelassen. Die goldene Erfolgsregel dieser Diätmethode heißt aber: Lassen Sie nie eine Mahlzeit aus! Eventuell können Sie Ihren Snack überspringen. Ihr Körper hat sich auf die Mahlzeiten eingestellt und verlangt danach. Wenn Sie eine Mahlzeit auslassen, wird Ihr Körper versuchen, den Mangel wieder auszugleichen. Meistens bekommen Sie später am Tag nochmals Hunger und essen unbemerkt mehr und fangen an zu naschen. Das geschieht meistens abends, und da ist es wichtig zu beachten, dass sich Ihr Stoffwechsel nach 20.00 Uhr auf Sparflamme geschaltet hat. Haben Sie Hunger, nehmen Sie dann ein Stück von Ihrem Lieblingsobst. Das ist leicht verdaulich, Ihr Körper kann sich nachts erholen und muss keine Energie in die Verdauung von Chips, Süßigkeiten oder Keksen stecken. Gut zu wissen: Zwischen 6.00 Uhr und 19.00 Uhr ist der Stoffwechsel aktiv.

Bis zu welcher Uhrzeit wird mein Essen verdaut?

Essen Sie nach Möglichkeit zu festen Zeiten: das Frühstück zum Beispiel zwischen 7.00 und 8.00 Uhr, das Mittagessen zwischen 12.00 und 13.00 Uhr und das Abendessen zwischen 18.00 und 19.00 Uhr. Gewöhnen Sie sich an diese Zeiten, Sie werden merken, dass Sie zwischendurch weniger Hunger haben.

Warum ist Rohkost so gesund?

Frauen essen normalerweise mehr Rohkost, Männer hingegen halten es oft für Kaninchenfutter. Wenn Sie Rohkost essen, sind Sie schneller satt und essen abends weniger. Zudem enthält Rohkost viele Ballaststoffe, die einen gesunden Stuhlgang fördern.

Während meiner Menstruation wiege ich mehr. Warum?

Weil die Nieren in diesen Tagen wenig Natrium ausscheiden, speichert der Körper mehr Wasser. Die Gewichtszunahme besteht deshalb nicht aus Fett, sondern aus Wasser. Nach ungefähr drei Tagen verlieren Sie dieses Gewicht wieder. Essen Sie also in diesen Tagen nicht mehr als normal!

Ein letzter guter Rat

Rechnen Sie immer mit unerwarteten Ereignissen: ein unwiderstehlicher Drink oder eine Mahlzeit, die nicht in Ihrer Diät vorkommt. Sie sind auf einem Fest und jemand stellt Ihnen etwas Leckeres vor die Nase. Oder Sie haben noch Appetit, bevor Sie ins Bett gehen. Das kann passieren. Auch ich kam während des Abnehmens regelmäßig in so eine Situation. Mein Tipp: Nehmen Sie dann Ihr Lieblingsobst. Verglichen mit anderen Nahrungsmitteln gibt Obst dank seines Geschmacks die meiste Genugtuung. Mein Lieblingsobst ist der Apfel. Ein großer Apfel enthält nur 55 Kilokalorien. Ich machte es mir zur Gewohnheit, wo ich auch hinging, immer einen Apfel mitzunehmen. Überkam mich der Heißhunger oder wurde ich irgendwo mal wieder in Versuchung gebracht, aß ich meinen Apfel und dachte daran, wie schön es sein würde, endlich schlank zu sein und wie schade es doch wäre, mein Ziel nicht zu erreichen. Hatte ich nach dem Apfel immer noch Hunger, trank ich ein großes Glas Wasser. Im schlimmsten Fall aß ich zwei Äpfel. Ich kann Ihnen versichern, danach noch Hunger zu haben, ist wirklich unwahrscheinlich.

Bei meinem Schlankheitsprogramm sollen Sie sich auf keinen Fall schlecht fühlen. Wählen Sie also eine Obstsorte, die Ihnen gut schmeckt. Erlaubte Obstsorten sind unter anderem: Äpfel, Birnen, Orangen, Grapefruit und Kiwis. Sorgen Sie dafür, dass Sie immer genügend davon im Haus haben. Denken Sie daran, dass Obst das Einzige ist, was Sie während der Diät zusätzlich essen dürfen. Das von Ihnen gewählte Obst wird Ihnen helfen, allen Versuchungen zu widerstehen und Ihr Wunschgewicht zu erreichen.

KAPITEL

3

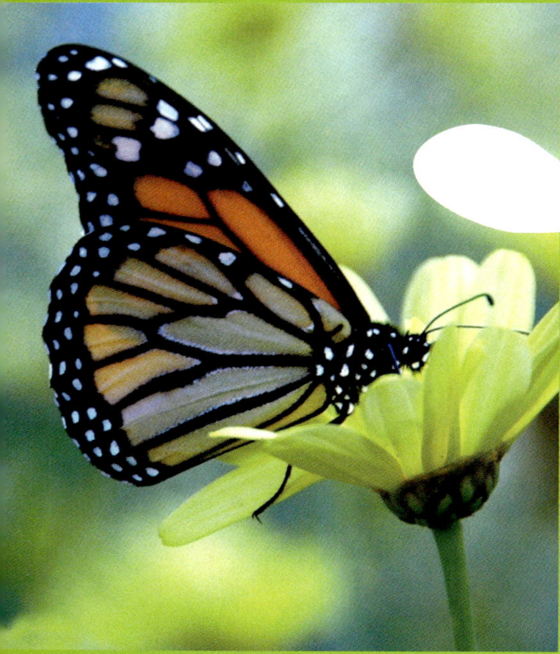
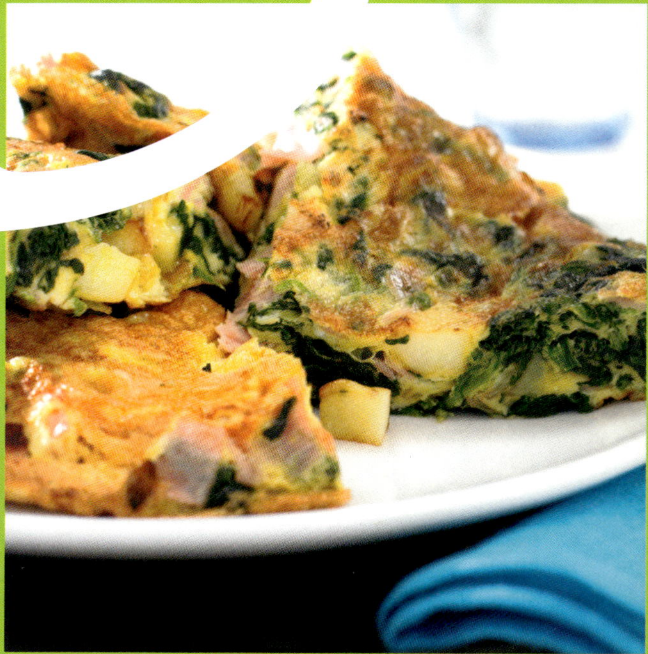
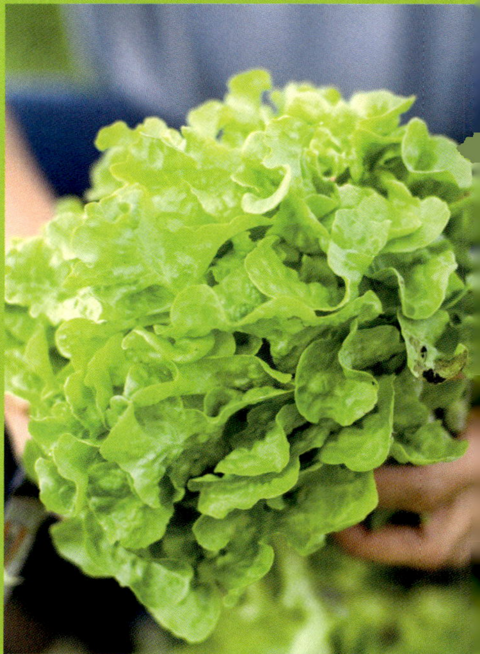

„Ich gebe nicht auf!
Dies wird meine
Erfolgsgeschichte“

Ein Beispiel aus meiner Praxis

Sport? Ja, aber bitte nicht übertreiben! ~ *Anne*

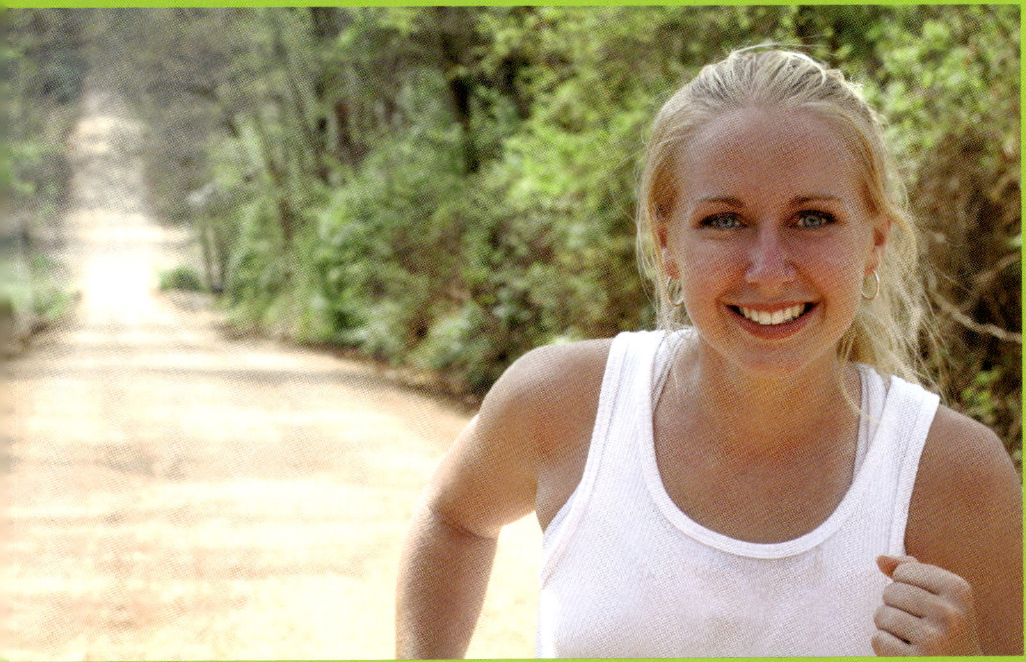

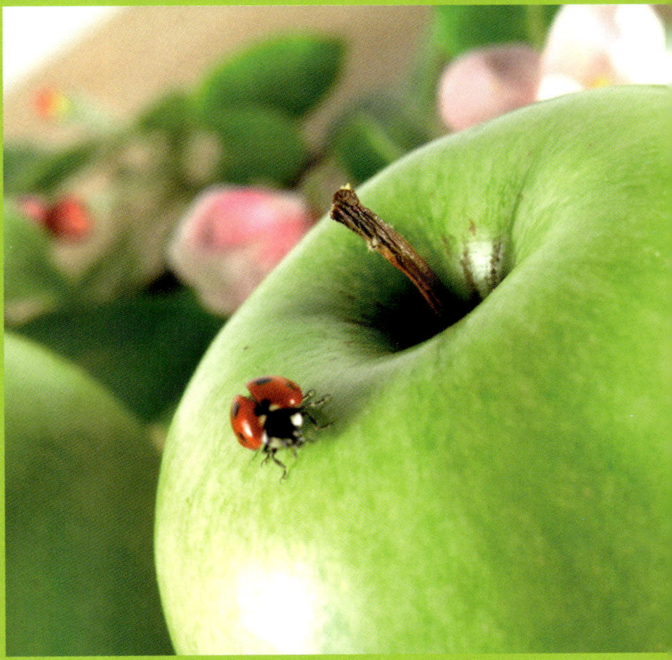

Anne, 23 Jahre jung, war begeisterte Sportlerin. In der Regel fuhr sie jeden Tag fünfzehn Kilometer mit dem Fahrrad zur Arbeit und ging fünfmal pro Woche ins Fitnessstudio. Wer sich so viel bewegt, muss genügend essen und ausreichend Energie zu sich nehmen. Anne trieb immer mehr Sport, um auch ja genug Kalorien zu verbrennen. Wenn sie einmal weniger Sport machte, befürchtete sie, nicht genügend Bewegung zu haben und womöglich gar zuzunehmen.

Ich empfehle Ihnen: Gönnen Sie Ihrem Körper mindestens einen Ruhetag in der Woche, damit er neue Kraft tanken kann. Für Anne kam mein Rat zu spät: Sie kippte in ihrer Aerobicstunde um. Erst danach begriff sie, dass sie im Verhältnis zu ihrer Bewegung viel zu wenig aß. Zum Glück ging alles glimpflich aus. Achten Sie deshalb darauf, vor dem Sport immer genug zu essen. Ihre Gesundheit steht an erster Stelle!

2. Wochenmenü

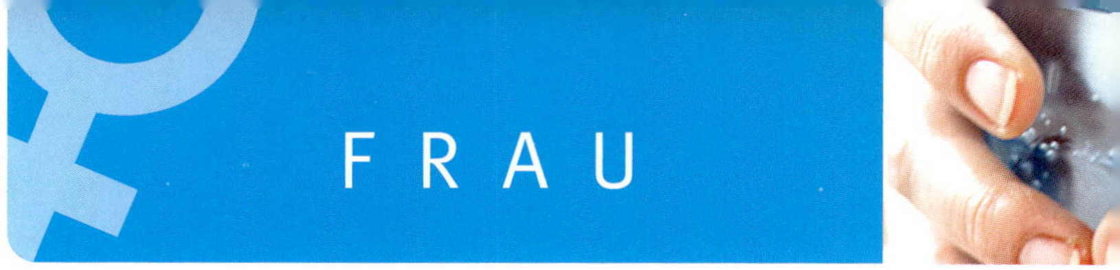

Seit einer Woche halten Sie sich nun an mein Schlankheitsprogramm. Wie Sie wissen, ist es äußerst wichtig, dass Sie das Wochenmenü strikt einhalten. Versuchen Sie, so wenig wie möglich davon abzuweichen. Haben Sie zwischendurch noch Hunger, dann essen Sie eine Karotte. Diese beruhigt das Hungergefühl und ist außerdem auch noch gut für Ihre Augen. Setzen Sie sich während des Essens an den Tisch, auch wenn Sie nur ein Brötchen essen. Wenn man stehend in der Küche isst, nimmt man oft mehr zu sich als man eigentlich will. Wenn Sie ruhig sitzen, können Sie Ihre Mahlzeit besser genießen und haben länger Freude daran.

Montag

Frühstück: 1 Scheibe Leicht-und-Cross-Knusperbrot mit halbfetter Margarine und Diät-Marmelade – **Zwischendurch:** 1 Kiwi – **Mittagessen:** 1 Mehrkornbrötchen mit gekochtem Schinken, Käse und Ananas – **Zwischendurch:** 1 Glas Diät-Joghurtdrink oder 1 Glas fettarme Milch – **Abendessen:** 125 Gramm gekochte Kartoffeln, 200 Gramm Endivien, 1 Schöpflöffel fettarme Soße, 75 Gramm Soja oder Tofu (als Fleischersatz), eine kleine Schale Rohkostsalat mit Joghurtdressing – **Abends:** 1 Orange

Dienstag

Frühstück: 1 Rosinenbrötchen mit halbfetter Margarine – **Zwischendurch:** 1 Birne – **Mittagessen:** 2 Scheiben Vollkornbrot mit 2 x Thunfisch mit 1 Teelöffel Joghurtdressing – **Zwischendurch:** 1 Glas Diät-Joghurtdrink oder 1 Glas fettarme Milch – **Abendessen:** 225 Gramm Reis mit Gemüse (Weißkohl, Möhren, Zwiebeln, Porree, Paprika und Zucchini nach Wahl, klein geschnitten) und 75 Gramm Hähnchenbrustfilet, eine kleine Schale Rohkostsalat mit Joghurtdressing – **Abends:** 1 Mandarine

Mittwoch

Frühstück: 250 Gramm fettarmer Joghurt mit einem Esslöffel Diät-Marmelade – **Zwischendurch:** 1 Stück Honigkuchen – **Mittagessen:** 2 Scheiben Vollkorn-Knäckebrot mit halbfetter Margarine, 1 x Leberwurst und 1 Scheibe fettarmer Käse, 1 Glas fettarme Milch – **Zwischendurch:** 1 Mandarine – **Abendessen:** 125 Gramm gekochte Kartoffeln, 200 Gramm Porree, 100 Gramm Schollenfilet, 1 Schöpflöffel fettarme Soße – **Abends:** Hart bleiben!

Donnerstag

Frühstück: 1 Glas Orangensaft und 1 Apfel – **Zwischendurch:** 1 Banane – **Mittagessen:** 2 Scheiben Vollkornbrot mit halbfetter Margarine, 2 Scheiben gekochtem Schinken und Gurkenscheiben – **Zwischendurch:** 1 Apfel, 1 Glas fettarme Milch – **Abendessen:** 125 Gramm gekochte Kartoffeln, 200 Gramm Salat, 1 Schöpflöffel fettarme Soße, 75 Gramm Rinderfilet, eine kleine Schale Rohkostsalat mit Joghurtdressing – **Abends:** 2 Mandarinen

Freitag

Frühstück: 1 Glas Orangensaft und 1 Scheibe Leicht-und-Cross-Knusperbrot mit halbfetter Margarine und Diät-Marmelade – **Zwischendurch:** 1 Stück Honigkuchen – **Mittagessen:** 2 Scheiben Toastbrot mit halbfetter Margarine, 1 gekochtes Ei und 1 Tomate oder Gurkenscheiben – **Zwischendurch:** 3 Buchstaben Russisches Brot oder 2 Vollkornkekse – **Abendessen:** 125 Gramm gekochte Kartoffeln, 200 Gramm Prinzessbohnen, 1 Schöpflöffel fettarme Soße, 75 Gramm Hähnchenbrustfilet, eine kleine Schale Rohkostsalat mit Joghurtdressing – **Abends:** 250 Gramm fettarmer Joghurt

Samstag

Frühstück: 2 Vollkorn-Knäckebrote mit halbfetter Margarine, 1 x Schmelzkäse Halbfettstufe und 1 x Teewurst – **Zwischendurch:** 250 Gramm fettarmer Joghurt – **Mittagessen:** 1 Mehrkornbrötchen mit halbfetter Margarine und gekochtem Schinken, Käse und Salat – **Zwischendurch:** 1 Muffin (Rezept finden Sie im Kapitel „Schlemmer-Rezepte“) – **Abendessen:** 175 Gramm Backofen Pommes Frites, 200 Gramm Salat – **Abends:** 1 Glas Rotwein oder 1 Glas Orangensaft, 3 Kräcker mit Teewurst oder Schmelzkäse Halbfettstufe

Sonntag

Frühstück: 1 Scheibe Leicht-und-Cross-Knusperbrot mit halbfetter Margarine, 1 x Schmelzkäse Halbfettstufe und 1 Glas Orangensaft – **Zwischendurch:** 1 Müsli-Riegel – **Mittagessen:** 1 Teller klare Suppe, 1 Vollkornbrötchen mit halbfetter Margarine und 1 Scheibe Hähnchenbrustfilet – **Zwischendurch:** 1 Obstsalat (1 Apfel, 1 Mandarine, 1 Kiwi) – **Abendessen:** herzhaftes Spinatomelett (siehe Rezept) und 1 Brötchen – **Abends:** 1 Glas Rotwein oder 1 Glas Orangensaft

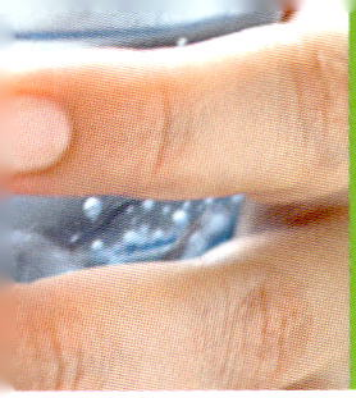

MANN

Montag

Frühstück: 1 Scheibe Leicht-und-Cross-Knusperbrot mit halbfetter Margarine und Diät-Marmelade – **Zwischendurch:** 1 Kiwi – **Mittagessen:** 1 Mehrkornbrötchen mit gekochtem Schinken, Käse und Ananas – **Zwischendurch:** 1 Glas Diät-Joghurtdrink oder 1 Glas fettarme Milch, 1 Stück Honigkuchen – **Abendessen:** 150 Gramm gekochte Kartoffeln, 200 Gramm Endivien, 1 Schöpflöffel fettarme Soße, 75 Gramm Soja oder Tofu (als Fleischersatz), eine kleine Schale Rohkostsalat mit Joghurtdressing – **Abends:** 1 Orange und 1 Apfel

Dienstag

Frühstück: 1 Rosinenbrötchen mit halbfetter Margarine und 1 Glas fettarme Trinkschokolade – **Zwischendurch:** 1 Birne – **Mittagessen:** 2 Scheiben Vollkornbrot mit 2 x Thunfisch mit 1 Teelöffel Joghurtdressing – **Zwischendurch:** 250 Gramm fettarmer Joghurt – **Abendessen:** 250 Gramm Reis mit Gemüse (Weißkohl, Möhren, Zwiebeln, Porree, Paprika und Zucchini nach Wahl, klein geschnitten) und 75 Gramm Hähnchenbrustfilet, eine kleine Schale Rohkostsalat mit Joghurtdressing – **Abends:** 1 Mandarine

Mittwoch

Frühstück: 250 Gramm fettarmer Joghurt mit 3 Esslöffeln Müsli oder Kellogg's Special K – **Zwischendurch:** 1 Stück Honigkuchen – **Mittagessen:** 3 Scheiben Vollkorn-Knäckebrot mit halbfetter Margarine, 1 x Leberwurst und 2 x fettarmer Käse, 1 Glas fettarme Milch – **Zwischendurch:** 1 Mandarine – **Abendessen:** 150 Gramm gekochte Kartoffeln, 200 Gramm Porree, 100 Gramm Schollenfilet, 1 Schöpflöffel fettarme Soße – **Abends:** Hart bleiben!

Donnerstag

Frühstück: 1 Glas Orangensaft und 1 Rosinenbrötchen – **Zwischendurch:** 1 Banane – **Mittagessen:** 2 Scheiben Vollkornbrot mit halbfetter Margarine, 2 Scheiben gekochtem Schinken und Gurkenscheiben – **Zwischendurch:** 1 Apfel und 1 Glas fettarme Milch – **Abendessen:** 150 Gramm gekochte Kartoffeln, 200 Gramm Salat, 1 Schöpflöffel fettarme Soße, 75 Gramm Rinderfilet, eine kleine Schale Rohkostsalat mit Joghurtdressing – **Abends:** 2 Mandarinen

Freitag

Frühstück: 1 Glas Orangensaft und 2 Scheiben Leicht-und-Cross-Knusperbrot mit halbfetter Margarine und Diät-Margarine – **Zwischendurch:** 1 Stück Honigkuchen – **Mittagessen:** 2 Scheiben Toastbrot mit halbfetter Margarine, 1 gekochtes Ei und 1 Tomate oder Gurkenscheiben – **Zwischendurch:** 3 Buchstaben Russisches Brot oder 2 Vollkornkekse – **Abendessen:** 150 Gramm gekochte Kartoffeln, 200 Gramm Prinzessbohnen, 1 Schöpflöffel fettarme Soße, 75 Gramm Hähnchenbrustfilet, eine kleine Schale Rohkostsalat mit Joghurtdressing – **Abends:** 250 Gramm fettarmer Joghurt

Samstag

Frühstück: 3 Scheiben Vollkorn-Knäckebrot mit halbfetter Margarine, 1 x Schmelzkäse Halbfettstufe und 2 x Teewurst – **Zwischendurch:** 250 Gramm fettarmer Joghurt – **Mittagessen:** 1 Mehrkornbrötchen mit halbfetter Margarine und gekochtem Schinken, Käse und Salat – **Zwischendurch:** 1 Muffin (Rezept finden Sie im Kapitel „Schlemmer-Rezepte") – **Abendessen:** 200 Gramm Backofen Pommes Frites, 200 Gramm Salat – **Abends:** 1 Glas Rotwein oder 1 Glas Orangensaft, 3 Kräcker mit Teewurst oder Schmelzkäse Halbfettstufe

Sonntag

Frühstück: 2 Scheiben Leicht-und-Cross-Knusperbrot mit halbfetter Margarine und 2 x Schmelzkäse Halbfettstufe und 1 Glas frischer Orangensaft – **Zwischendurch:** 1 Müsli-Riegel – **Mittagessen:** 1 Teller klare Suppe und 1 Vollkornbrötchen mit halbfetter Margarine und 1 Scheibe Hähnchenbrustfilet – **Zwischendurch:** 1 Obstsalat (1 Apfel, 1 Mandarine, 1 Kiwi) – **Abendessen:** herzhaftes Spinatomelett (siehe Rezept) und 1 Brötchen – **Abends:** 1 Glas Rotwein oder 1 Glas Orangensaft

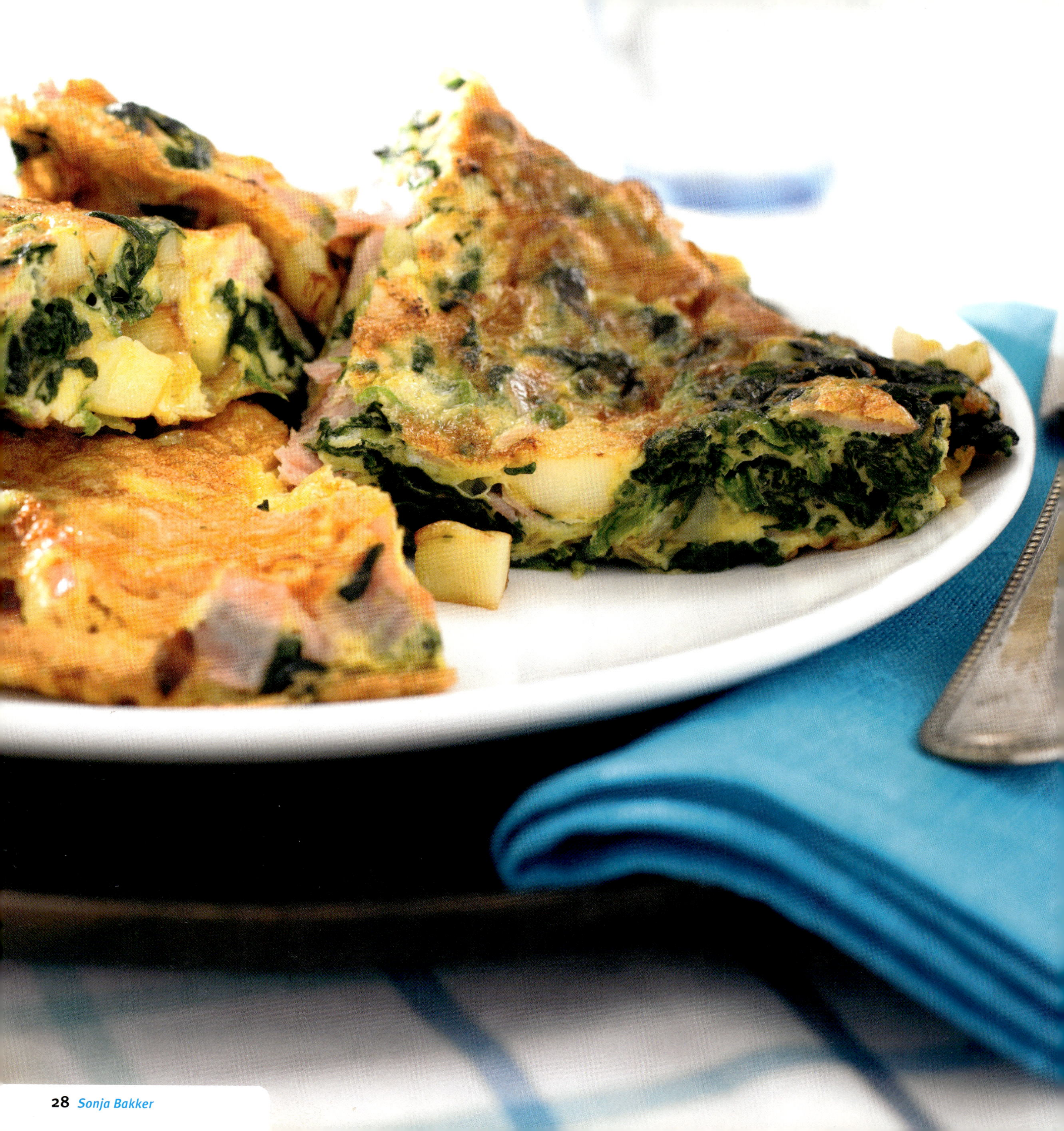

Rezept der Woche

Herzhaftes Spinatomelett

für 4 Personen

Zutaten

1/2 Paket Blattspinat TK (z. B. von Iglo)
1 große Kartoffel
1 Zwiebel
1 Knoblauchzehe
50 Gramm gekochter Schinken
2 Esslöffel Olivenöl
4 Eier
Salz und Pfeffer

Zubereitung

Den Spinat ca. 10 Minuten in einem kleinen Topf auf niedrigster Stufe erwärmen. Die Kartoffel schälen und in kleine Stücke schneiden. Zwiebel und Knoblauch schälen und fein hacken. Auch den gekochten Schinken würfeln. Das Öl in einer Pfanne erhitzen und die Kartoffelstückchen ca. sechs Minuten anbraten. Zwiebeln, Knoblauch und Schinken hinzufügen und alles wiederum fünf Minuten braten, bis die Zwiebeln weich und die Kartoffelstücke gar sind. Die Eier verquirlen und die Kartoffelmasse zusammen mit dem Spinat hinzufügen. Alles mit Salz und Pfeffer würzen. Die Masse in einer Pfanne bei mittlerer Hitze fünf Minuten braten. Das Omelett auf einen Deckel gleiten lassen, umdrehen, und wieder in die Pfanne geben. Die andere Seite noch ein bis zwei Minuten braten, anschließend das Omelett in mundgerechte Stücke teilen.

Thema:

Abnehmen und Bewegung

Sport ist wichtig, um gesund und schlank durchs Leben zu gehen. Deshalb empfehle ich Ihnen, jeden Tag eine halbe Stunde Bewegung einzuplanen. Dadurch werden Ihr Stoffwechsel und Ihre Kondition deutlich verbessert!

Beliebte Sportarten sind z. B. Walking und Fahrradfahren. Walking ist für die schlanke Linie besonders geeignet. Mit einer halben Stunde in einem flotten Tempo verbrennen Sie rund 150 Kilokalorien. Zudem erhöhen Sie Ihren Ruhestoffwechsel: Das ist die Energie, die Ihr Körper in der Ruhephase beispielsweise für Herzschlag und Verdauung benötigt. Der Ruhestoffwechsel ist während und nach der Bewegung ungefähr zehn Prozent höher als normal. Auch nach dem Walken hat man noch eine Weile einen höheren Ruhestoffwechsel und man verbrennt deshalb zusätzliche Kalorien.

Kondition muss man langsam und behutsam aufbauen. Beginnen Sie mit einer kurzen Wanderung von ungefähr 15 Minuten in einem ruhigen Tempo. Wenn Sie bereits über eine gute Grundkondition verfügen, beginnen Sie zweimal wöchentlich mit einer Viertelstunde. Bauen Sie dann Ihr Pensum auf viermal pro Woche aus. Danach steigern Sie sich auf eine halbe Stunde täglich. Aber Achtung: Von Sport nimmt man nicht ab, wenn man die schlechten Essgewohnheiten beibehält! Sport beschleunigt das Abnehmen und trägt zu einem ausgewogenen Stoffwechsel bei.

Wenn Sie öfter als dreimal in der Woche Sport treiben, zum Beispiel Laufen, Walken, Fahrradfahren oder im Fitnesscenter trainieren, sollten Sie Ihrem Tagesmenü eine der folgenden Zwischenmahlzeiten hinzufügen, da Sie mehr Energie benötigen. Sie können aus den folgenden Zwischenmahlzeiten wählen:
- 2 Kräcker mit Diät-Marmelade
- 2 Stücke Honigkuchen
- 4 Vollkornkekse

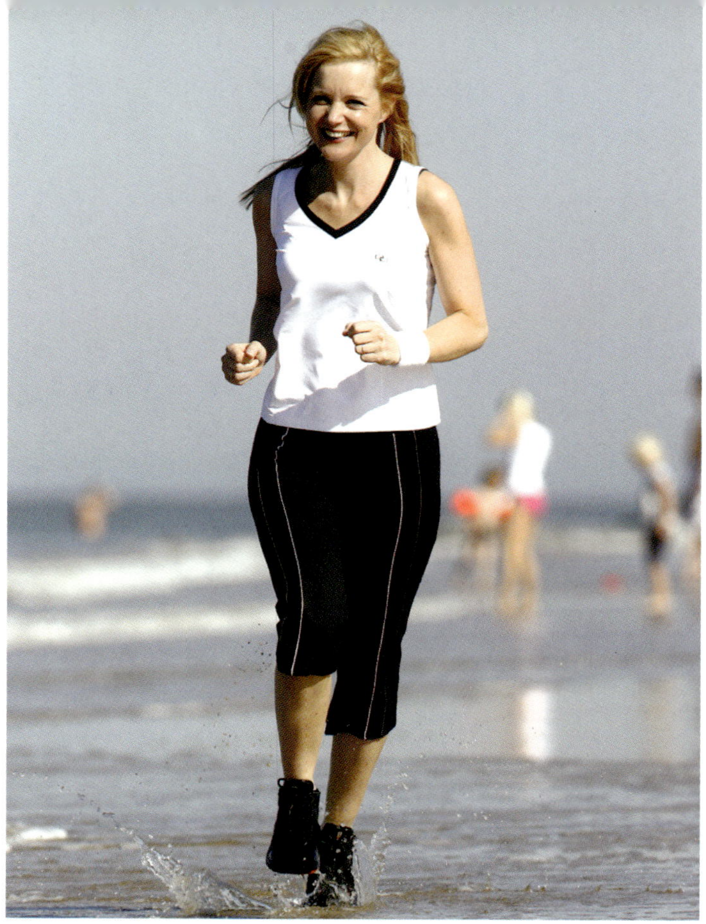

- 1 Rosinenbrötchen
- 1 Schinken-Käse-Brötchen
- 1 Müsli-Riegel
- 1 Tasse Suppe

Wenn Sie sich beim Sport etwas schwach fühlen, empfehle ich Ihnen ein isotonisches Erfrischungsgetränk. Mit diesem kohlenhydrathaltigen Getränk nehmen Sie gleichzeitig Flüssigkeit und Kohlenhydrate zu sich, für Sportler ein guter Kraftstoff. Diese Getränke sind im Sportstudio und auch im Supermarkt erhältlich. Sie können sie auch selbst zubereiten. Geben Sie 40-50 ml Fruchtsirup zu einem halben Liter Wasser, dazu einen Schuss Zitronensaft zum Verfeinern.

Bodenübungen

Zum Glück müssen Sie nicht bei jedem Wetter aus dem Haus. Es gibt viele einfache, aber sehr effektive Übungen für einen schlanken Körper, die Sie problemlos zu Hause durchführen können. Einige habe ich für Sie ausgewählt.

Übung für straffe und schlanke Beine:

- Legen Sie sich auf die Seite, das untere Bein leicht angewinkelt, das andere Bein gerade ausgestreckt. Den Ellenbogen als Kopfstütze verwenden, mit dem anderen Arm können Sie sich auf dem Boden abstützen.
- Heben Sie langsam Ihr oberes Bein ungefähr 30 cm in die Höhe. Halten Sie dieses ausgestreckt - Ihre Taille bleibt auf dem Boden.
- Wiederholen Sie diese Übung 15-mal, danach umdrehen und die Übung mit dem anderen Bein durchführen.

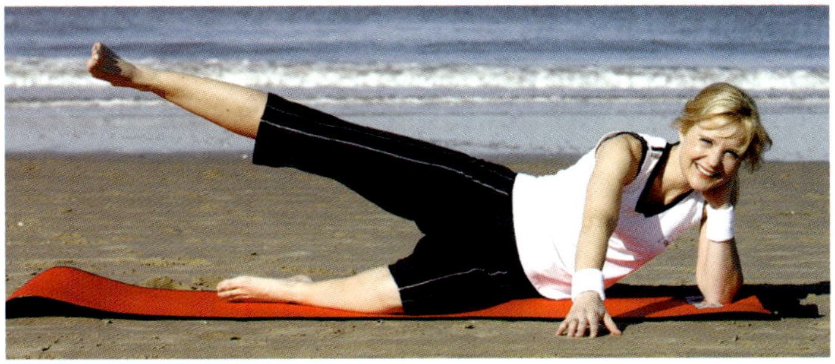

Übung für einen knackigen Hintern:

- Stützen Sie sich mit Ihren Unterarmen und Ihren Knien auf dem Boden ab, Blick nach vorne gerichtet. Ihre Ellenbogen sind auf der gleichen Höhe wie Ihre Schultern.
- Strecken Sie Ihr Bein gerade nach hinten, und achten Sie darauf, einen geraden Rücken zu halten. Bewegen Sie Ihr Bein auf- und abwärts, und ticken Sie mit Ihren Fuß kurz auf den Boden, bevor Sie Ihr Bein wieder nach oben heben.
- Führen Sie diese Übungen 15-mal durch, anschließend das andere Bein trainieren.

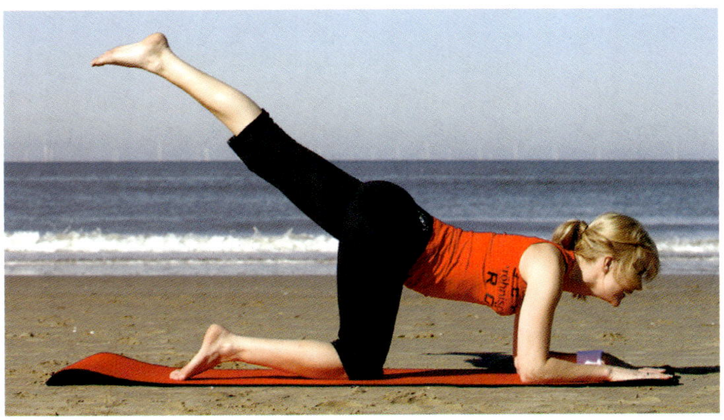

Übung für Rücken- und Bauchmuskeln:

- Legen Sie sich auf den Rücken und heben Sie die Beine senkrecht nach oben. Ihre Fußsohlen zeigen zur Decke. Die Arme legen Sie ausgestreckt neben Ihren Körper, die Handflächen zeigen nach unten.
- Halten Sie Ihren unteren Rücken sowie Ihren Po auf dem Boden.
- Bringen Sie Spannung in Ihren Bauch und führen Sie Ihre Beine langsam auseinander und wieder zusammen.
- Wiederholen Sie diese Übung 15-mal.

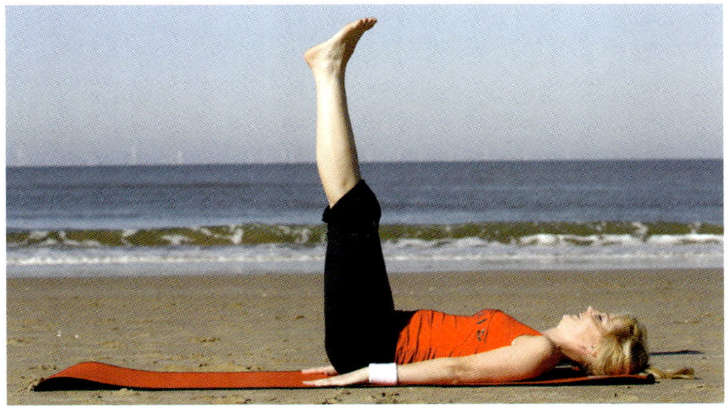

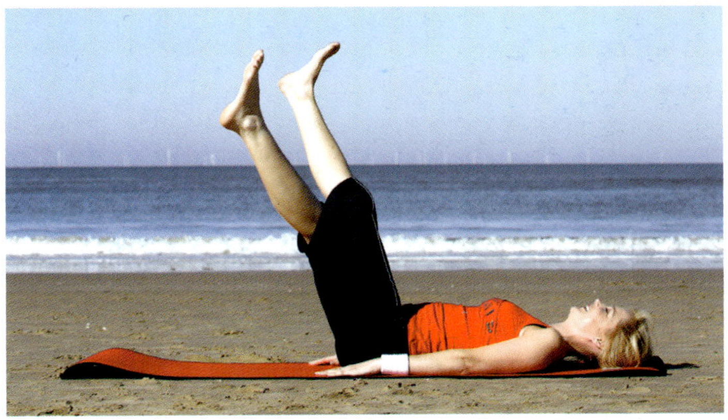

Fragen der Woche

Muss ich wirklich Sport treiben, um abzunehmen?

Bewegung ist gut für den Körper und sorgt dafür, dass Ihr Stoffwechsel stimuliert wird und Kalorien verbrannt werden. Um sich zu bewegen, müssen Sie aber nicht zwingend ins Fitnessstudio. Ich gehe z. B. jeden Tag eine halbe Stunde mit meinem Hund spazieren. Versuchen Sie eine Sportart zu finden, die zu Ihnen passt und Ihnen Freude bereitet, dann werden Sie auch lange durchhalten! Fahrrad fahren, Nordic-Walking, Schwimmen, Tennis... Angebote gibt es reichlich.

Oft gehe ich morgens schon um 7:15 Uhr ins Sportstudio – was kann ich frühstücken, ohne gleich einen schweren Magen zu bekommen?

Essen Sie dann zum Beispiel ein Rosinen- oder Vollkornbrötchen sowie eine Schale mit magerem Joghurt und Müsli zum Frühstück. Dazu trinken Sie am besten eine Tasse Tee. Dieses Frühstück ist leicht verdaulich und gibt Ihnen die nötige Energie, um ohne Hungergefühl in den Sport gehen zu können. Trinken Sie aber auch während des Sportes immer ausreichend Wasser!

Seit einigen Monaten trainiere ich nun im Sportstudio. Ich habe das Gefühl, dass ich nicht abnehme, sondern schwerer werde! Wie kann das sein?

Vor allem in der Anfangszeit Ihres Trainings kann es vorkommen, dass Sie schwerer werden. Ihr Körper bildet dann nämlich Muskelmasse. Muskeln enthalten viel Wasser und sind schwerer als Fett. Ihre Gewichtszunahme ist somit auf die Muskelbildung zurückzuführen und kein schlechtes Zeichen. Wenn Sie sich jetzt noch gesund ernähren und weiterhin gut bewegen, werden Sie richtig viel abnehmen.

Warum ist mir in den ersten Wochen so kalt?

Nach ungefähr zwei Wochen kann Ihnen schneller kalt werden, weil Ihre Fettschicht, die bisher eine isolierende Wirkung hatte, allmählich dünner wird. Betrachten Sie diesen Prozess positiv: Ihre Fettverbrennung ist in vollem Gang!

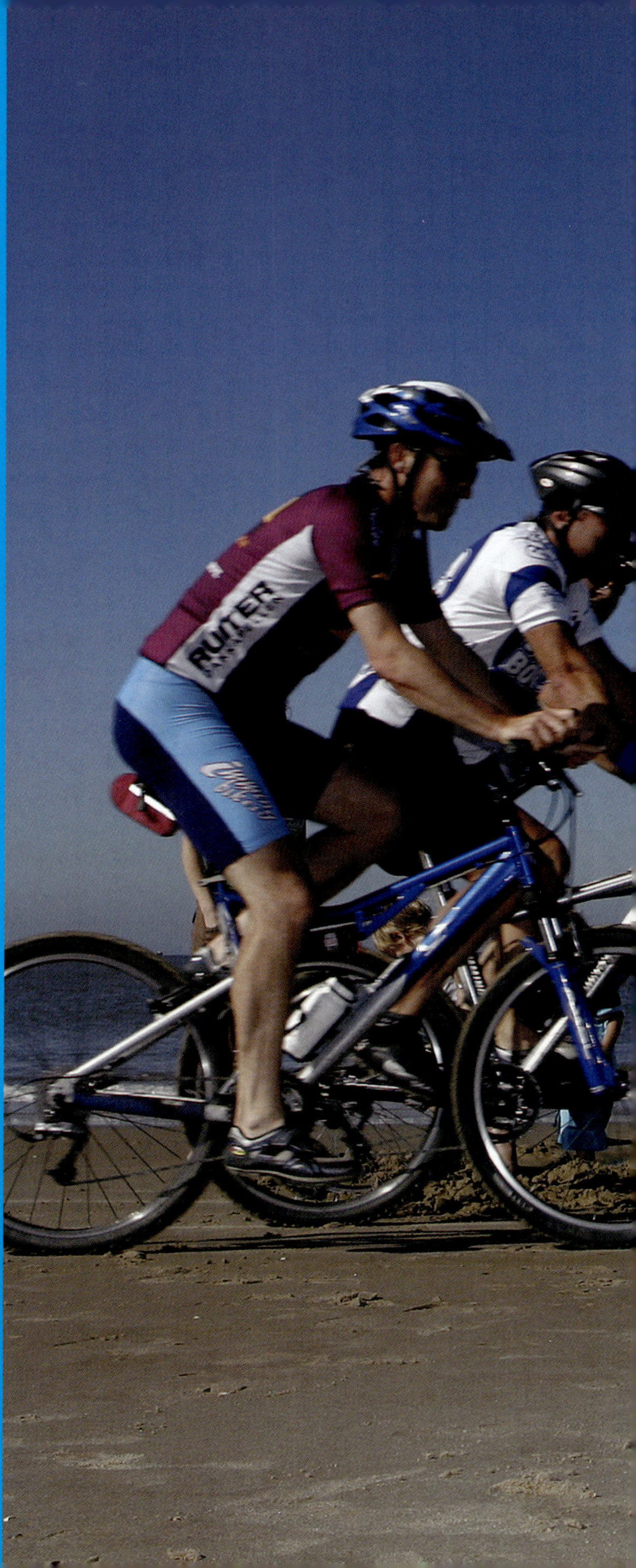

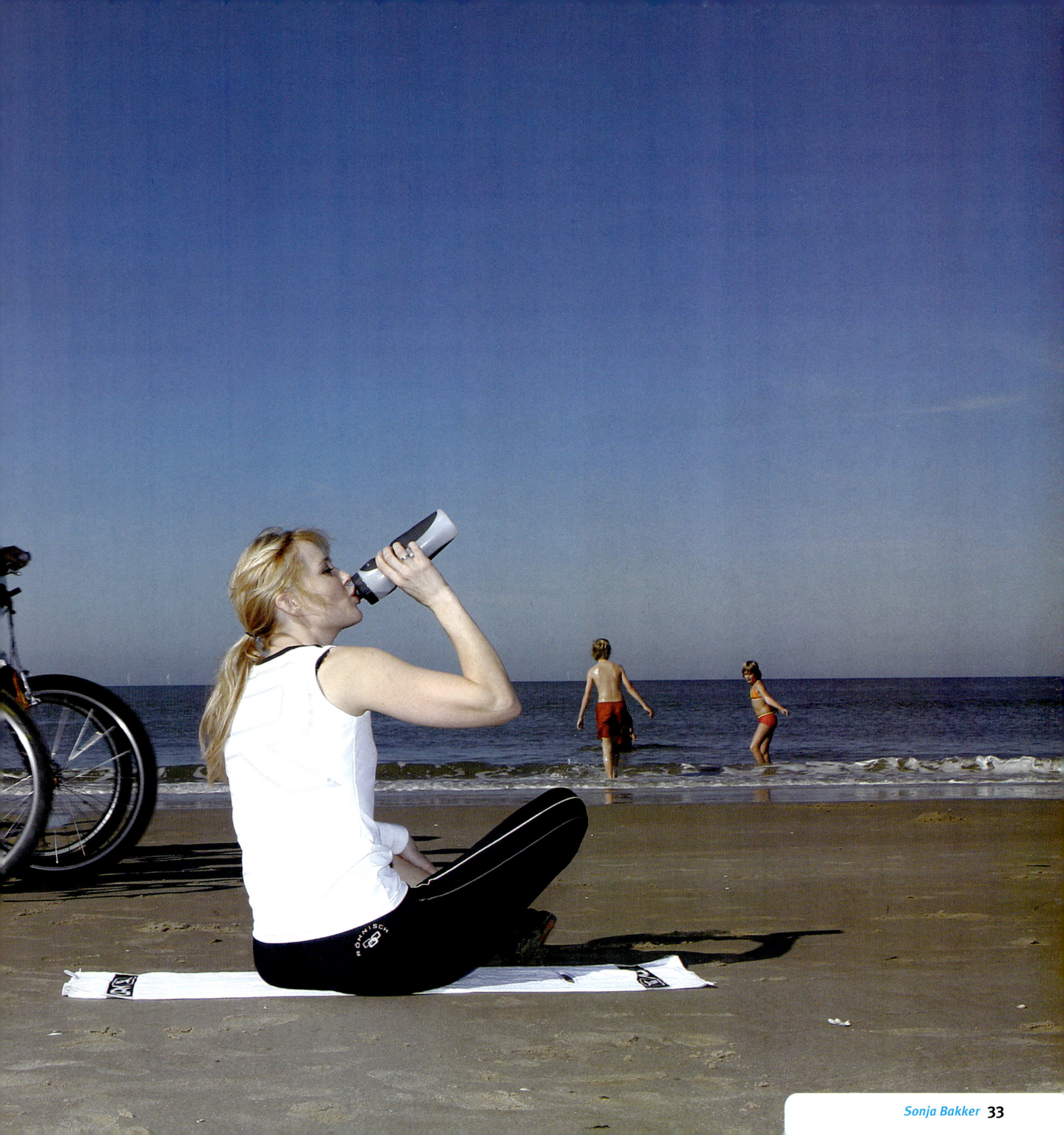

KAPITEL 4

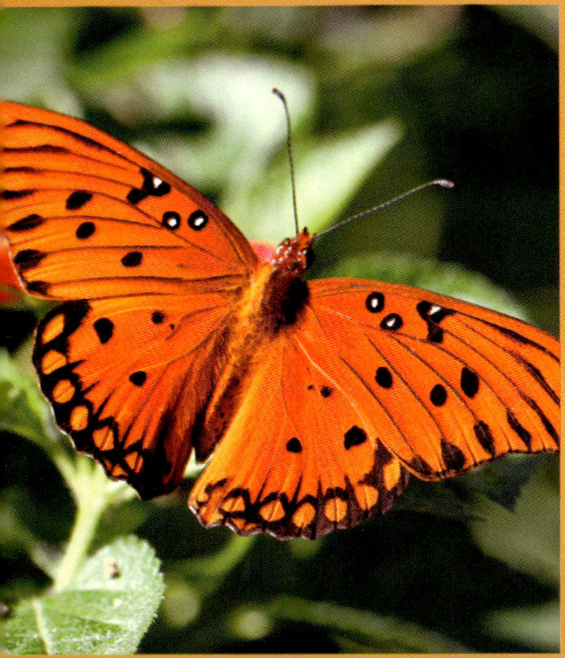
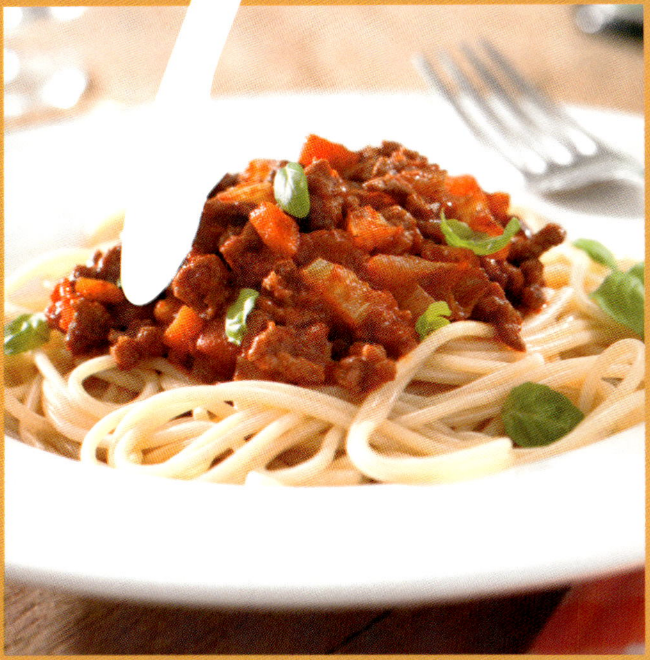
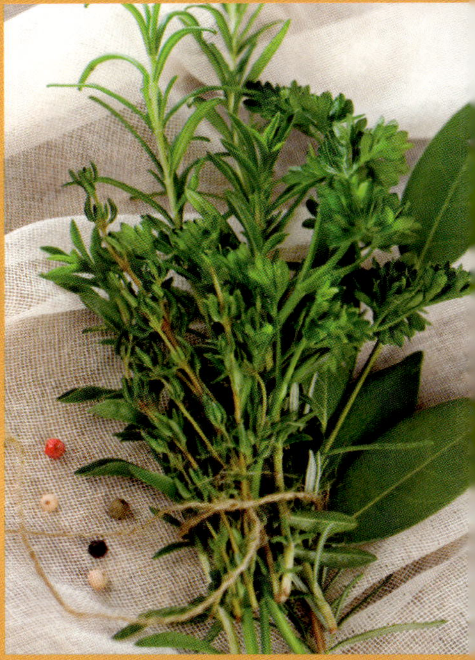

„Ihre Zukunft liegt in Ihren eigenen Händen“

Ein Beispiel aus meiner Praxis

Ich esse nur wenig und nehme trotzdem zu! *~ Marina*

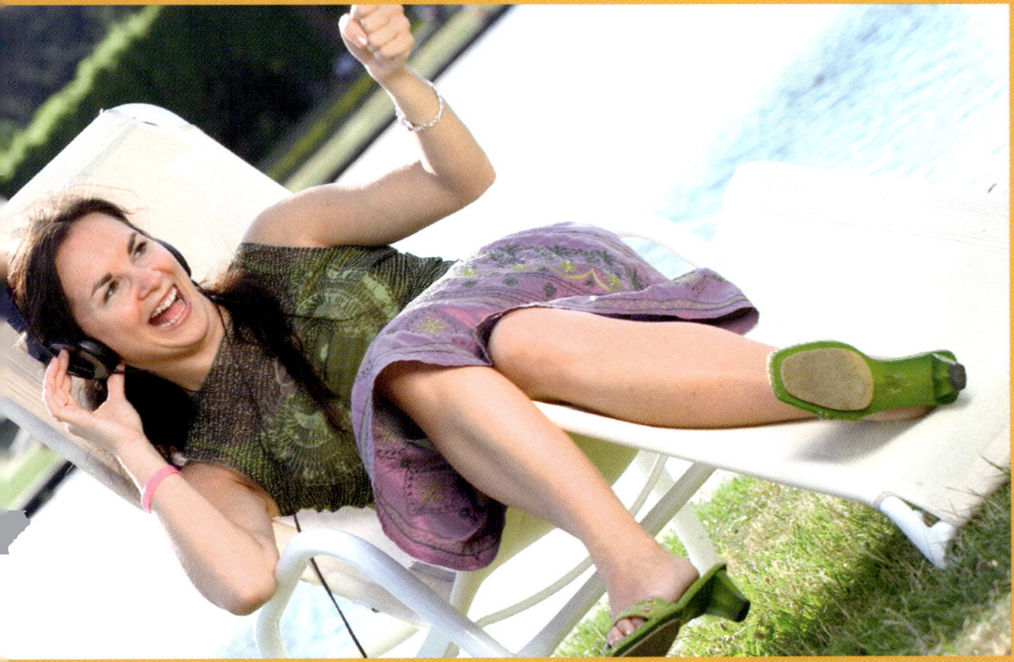

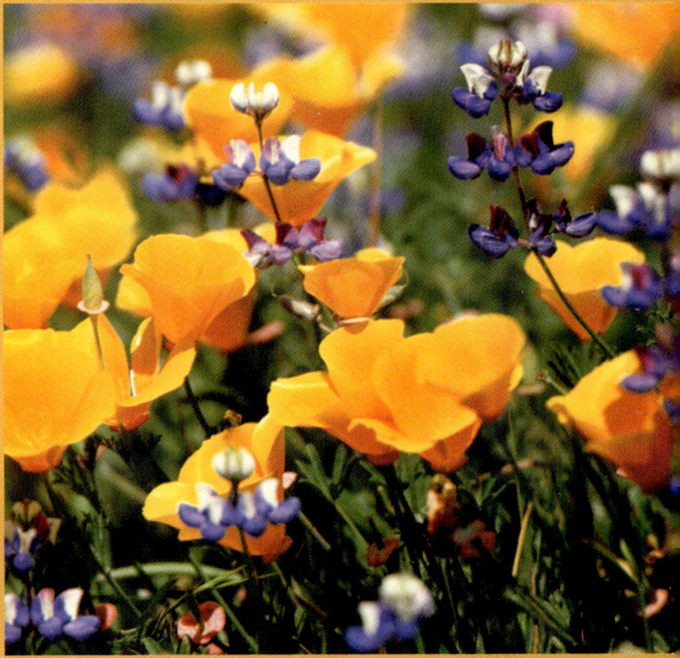

Marina besuchte mich in meiner Praxis und berichtete mir von ihrem täglichen Essensritual: morgens ein Glas Milch, mittags zwei Scheiben Knäckebrot und abends ein wenig Gemüse. Sie aß kein Fleisch und keine Kartoffeln. Ab und zu gönnte sie sich ein Plätzchen zum Kaffee. Marina wollte gerne fünf Kilo abnehmen. Ihre Essgewohnheiten waren aber jeden Tag dieselben, ihr Körper hatte sich so sehr an diesen Rhythmus gewöhnt, dass dies zu einer Störung des Stoffwechsels geführt hat.

Da sie so wenig aß, verbrannte ihr Körper auch nur noch sehr wenig Energie. Als sie hörte, dass Sie mehr essen muss, um abzunehmen, schaute sie mich mit großen Augen an. Mehr essen? Sie befürchtete, dabei zuzunehmen. Ich konnte ihr versichern, dass dies nicht der Fall sein würde.

Sie befolgte mein Wochenmenü und nahm dank der abwechslungsreichen Ernährung viele Kilos ab. Wenn man immer die gleiche Nahrung zu sich nimmt, gewöhnt sich der Körper daran.

3. Wochenmenü

FRAU

Meine dritte Diätwoche ist für die meisten eine einfache Woche, denn Sie haben Ihren Rhythmus gefunden und Ihr Hungergefühl hat wahrscheinlich auch schon nachgelassen. Wenn Sie weniger essen, verkleinert sich nämlich Ihr Magen. Schauen Sie morgens nach dem Aufstehen kurz in den Spiegel und stellen Sie sich vor, daß Sie in ein paar Wochen viel dünner sein werden, selbstsicher und schlank! Sprechen Sie sich selbst Mut zu, dass Sie es schaffen werden. Wenn Sie einen schlechten Tag haben und in Versuchung geraten, werden Sie nicht schwach! Essen Sie ein Stück Ihres Lieblingsobstes, um den Hunger zu stillen. Glauben Sie mir, das hilft.

Montag

Frühstück: 1 Scheibe Vollkornbrot mit halbfetter Margarine, 1 Scheibe fettarmem Käse, 1 Glas Orangensaft – **Zwischendurch:** 1 Apfel – **Mittagessen:** 3 Scheiben Knäckebrot mit halbfetter Margarine, 2 x mit Teewurst, 1 x mit Hähnchenbrustfilet, 1 Tomate oder Gurke, 1 Glas fettarme Milch – **Zwischendurch:** 1 Müsli-Riegel – **Abendessen:** 225 Gramm Spaghetti alla Bolognese (siehe Rezept) – **Abends:** 1 Stück Honigkuchen

Dienstag

Frühstück: 250 Gramm fettarmer Joghurt mit 3 Esslöffeln Müsli oder Kellogg's Special K – **Zwischendurch:** 1 Reiswaffel mit Diät-Margarine – **Mittagessen:** 2 Scheiben Leicht-und-Cross-Knusperbrot mit halbfetter Margarine, 1 x Apfelkraut und 1 x Honig, ein Glas Grapefruitsaft – **Zwischendurch:** 1 Tasse heiße fettarme Trinkschokolade – **Abendessen:** 125 Gramm gekochte Kartoffeln, 200 Gramm gekochter Chicorée, 75 Gramm Steak, 1 Schöpflöffel fettarme Soße, 1 kleine Schale Rohkost mit Joghurtdressing – **Abends:** 1 Stück Honigkuchen mit halbfetter Margarine

Mittwoch

Frühstück: 2 Scheiben Knäckebrot mit halbfetter Margarine, 2 Scheiben Putenbrustfilet – **Zwischendurch:** 1 Müsli-Riegel – **Mittagessen:** 2 Äpfel, 1 Kiwi und 1 Orange, eine Tasse Bouillon – **Zwischendurch:** 1 Rosinenbrötchen – **Abendessen:** 125 Gramm gekochte Kartoffeln, 200 Gramm Broccoli, 1 Schöpflöffel fettarme Soße, 75 Gramm Rindfleisch, eine kleine Schale Rohkostsalat mit Joghurtdressing – **Abends:** 1 Glas fettarme Trinkschokolade oder 1 Glas Diät-Joghurtdrink

Donnerstag

Frühstück: 250 Gramm fettarmer Joghurt mit einem Esslöffel Diät-Marmelade – **Zwischendurch:** 1 Reiswaffel mit fettarmem Käse – **Mittagessen:** 2 Scheiben Vollkornbrot mit halbfetter Margarine, 1 gekochtes Ei und 1 Scheibe Roastbeef, 1 Glas fettarme Milch – **Zwischendurch:** 1 Kiwi – **Abendessen:** 225 Gramm Krautsalat (siehe Rezept Woche 1) – **Abends:** 2 Vollkornkekse

Freitag

Frühstück: 2 Äpfel und 1 Glas Orangensaft – **Zwischendurch:** 2 Vollkornkekse – **Mittagessen:** 1 Schinken/Käse-Toast und 1 Tasse Bouillon – **Zwischendurch:** 1 Glas fettarme Trinkschokolade – **Abendessen:** 125 Gramm gekochter Reis, 200 Gramm frisches Gemüse, 3 Geflügelspieße, 1 Schöpflöffel fettarme Soße – **Abends:** 1 Glas Rotwein oder 1 Glas Orangensaft, 1 kleines Schälchen asiatische Reiskräcker (ohne Nüsse)

Samstag

Frühstück: 2 Reiswaffeln mit halbfetter Margarine, 1 x mit Honig und 1 x mit Apfelkraut – **Zwischendurch:** 1 Apfel – **Mittagessen:** 1 Mehrkornbrötchen mit Schinken, Käse, Gurke und Tomate und 250 Gramm fettarmer Joghurt – **Zwischendurch:** 1 Frischei-Waffel – **Abendessen:** 125 Gramm gekochter Reis, 3 Schöpflöffel Fertigsoße aus dem Glas (zum Beispiel Uncle Ben's Chinesische Art süß-sauer) mit 75 Gramm Hähnchenbrustfilet – **Abends:** 1 Glas Rotwein oder 1 Glas Orangensaft, 1 kleines Schälchen asiatische Reiskräcker (ohne Nüsse)

Sonntag

Frühstück: 1 Mehrkornbrötchen mit halbfetter Margarine und fettarmem Käse, 1 Glas Orangensaft, 1 gekochtes Ei – **Zwischendurch:** nichts! – **Mittagessen:** 1 Brötchen mit halbfetter Margarine, 1 Scheibe gekochtem Schinken oder 1 Scheibe Roastbeef und ein Teller Hühnersuppe – **Zwischendurch:** Weintrauben (max. 20 Stück) – **Abendessen:** 125 Gramm Bratkartoffeln (in Olivenöl), 1 kleine Schale Rohkost mit Joghurtdressing, 100 Gramm Kabeljau – **Abends:** 1 Glas Rotwein oder Orangensaft, 30 Gramm Reiswaffel-Snacks (z. B. Rispinos von Uncle Ben's)

MANN

Montag

Frühstück: 1 Scheibe Vollkornbrot mit halbfetter Margarine und 1 Scheibe fettarmem Käse, 1 Glas Orangensaft – **Zwischendurch:** 1 Apfel – **Mittagessen:** 3 Scheiben Knäckebrot mit halbfetter Margarine, 2 x mit Teewurst, 1 x mit Hähnchenbrustfilet, 1 Glas fettarme Milch – **Zwischendurch:** 1 Müsli-Riegel – **Abendessen:** 250 Gramm Spaghetti alla Bolognese (siehe Rezept) – **Abends:** 1 Stück Honigkuchen

Dienstag

Frühstück: 250 Gramm fettarmer Joghurt mit 3 Esslöffeln Müsli oder Kellogg's Special K – **Zwischendurch:** 1 Reiswaffel mit Diät-Marmelade – **Mittagessen:** 2 Scheiben Leicht-und-Cross-Knusperbrot mit halbfetter Margarine, 1 x mit Apfelkraut und 1 x mit Honig, 1 Glas Grapefruitsaft – **Zwischendurch:** 1 Tasse fettarme Trinkschokolade – **Abendessen:** 150 Gramm gekochte Kartoffeln, 200 Gramm gekochter Chicorée, 75 Gramm Steak, 1 Schöpflöffel fettarme Soße, 1 kleine Schale Rohkost mit Joghurtdressing – **Abends:** 1 Stück Honigkuchen mit halbfetter Margarine

Mittwoch

Frühstück: 2 Scheiben Knäckebrot mit halbfetter Margarine und 2 Scheiben Putenbrustfilet – **Zwischendurch:** 1 Müsli-Riegel – **Mittagessen:** 2 Äpfel, 1 Kiwi und 1 Orange, eine Tasse Bouillon – **Zwischendurch:** 1 Rosinenbrötchen – **Abendessen:** 150 Gramm gekochte Kartoffeln, 200 Gramm Broccoli, 1 Schöpflöffel fettarme Soße, 75 Gramm Rindfleisch, eine kleine Schale Rohkostsalat mit Joghurtdressing – **Abends:** 1 Glas fettarme Trinkschokolade oder 1 Glas Diät-Joghurtdrink

Donnerstag

Frühstück: 250 Gramm fettarmer Joghurt mit einem Esslöffel Diät-Marmelade – **Zwischendurch:** 1 Reiswaffel mit fettarmem Käse – **Mittagessen:** 2 Scheiben Vollkornbrot mit halbfetter Margarine, 1 gekochtes Ei und 1 Scheibe Roastbeef, 1 Glas fettarme Milch – **Zwischendurch:** 1 Kiwi – **Abendessen:** 250 Gramm Krautsalat (siehe Rezept Woche 1) – **Abends:** 2 Vollkornkekse

Freitag

Frühstück: 1 Rosinenbrötchen und 1 Glas Orangensaft – **Zwischendurch:** 2 Vollkornkekse – **Mittagessen:** 1 Schinken/Käse-Toast und 1 Tasse Bouillon – **Zwischendurch:** 1 Glas fettarme Trinkschokolade – **Abendessen:** 150 Gramm gekochter Reis, 200 Gramm frisches Gemüse, 3 Geflügelspieße, 1 Schöpflöffel fettarme Soße – **Abends:** 1 Glas Rotwein oder 1 Glas Orangensaft, 1 kleines Schälchen asiatische Reiskräcker (ohne Nüsse)

Samstag

Frühstück: 2 Reiswaffeln mit halbfetter Margarine, 1 x Honig und 1 x Apfelkraut – **Zwischendurch:** 1 Apfel – **Mittagessen:** 1 Mehrkornbrötchen mit gekochtem Schinken, Käse, Gurke und Tomate und 250 Gramm fettarmer Joghurt – **Zwischendurch:** 1 Frischei-Waffel – **Abendessen:** 150 Gramm gekochter Reis, 3 Schöpflöffel Fertigsoße aus dem Glas (zum Beispiel Uncle Ben's Chinesische Art süß-sauer) mit 75 Gramm Hähnchenbrustfilet – **Abends:** 1 Glas Rotwein oder 1 Glas Orangensaft, 1 kleines Schälchen asiatische Reiskräcker (ohne Nüsse)

Sonntag

Frühstück: 1 Brötchen mit halbfetter Margarine und fettarmem Käse,1 Glas Orangensaft, 1 gekochtes Ei – **Zwischendurch:** nichts! – **Mittagessen:** 1 Brötchen mit halbfetter Margarine, 1 Scheibe gekochtem Schinken oder 1 Scheibe Roastbeef, ein Teller Hühnersuppe – **Zwischendurch:** Weintrauben (max. 20 Stück) – **Abendessen:** 150 Gramm Bratkartoffen (in Olivenöl), 1 kleine Schale Rohkost mit Joghurtdressing, 100 Gramm Kabeljau – **Abends:** 1 Glas Rotwein oder Orangensaft, 30 Gramm Reiswaffel-Kräcker (z. B. Rispinos von Uncle Ben's)

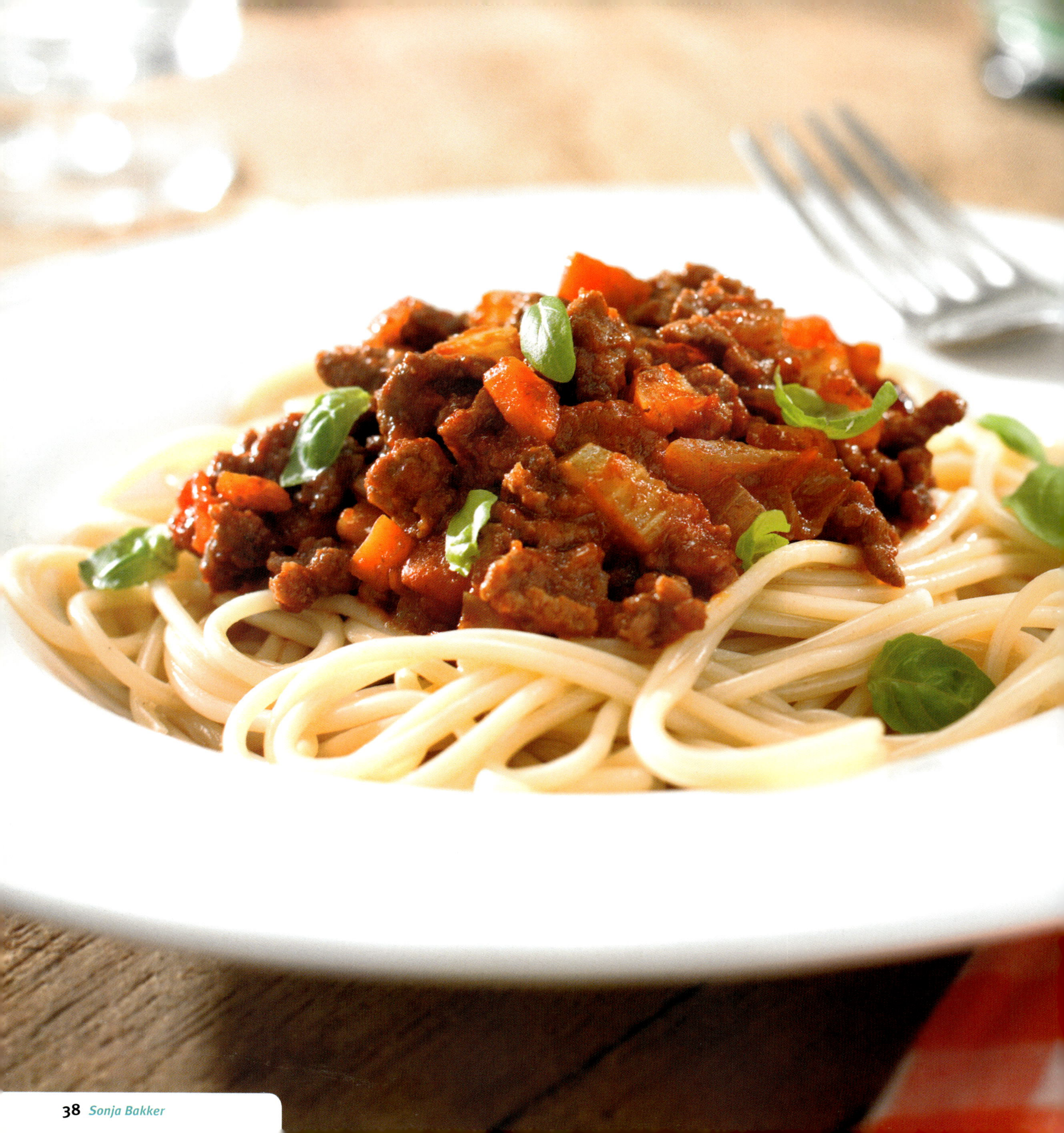

Rezept der Woche

Spaghetti alla Bolognese

für 4 Personen

Zutaten

1 Zwiebel
2 Knoblauchzehen
2 kleine Möhren
1 Stange Staudensellerie
2 Esslöffel Olivenöl
500 Gramm Rinderhackfleisch
3 Esslöffel Ketchup
100 ml Rotwein
200 ml Fleischbrühe
ca. 500 Gramm Spaghetti

Zubereitung

Zwiebel und Knoblauchzehen schälen und klein hacken. Die Möhren und den Staudensellerie gut abwaschen und alles in kleine Stückchen schneiden. Das Öl in einer Pfanne erhitzen und das Hackfleisch 5 Minuten anbraten. Zwiebel, Knoblauch, Möhren und Staudensellerie hinzufügen und das Ganze weitere 3 Minuten braten. Wein, Brühe, Ketchup zugeben und unter ständigem Rühren zum Kochen bringen. Lassen Sie die Soße ungefähr 30-45 Minuten auf niedriger Stufe schwach köcheln. Anschließend die Soße zusammen mit ca. 125 Gramm Spaghetti pro Person servieren.

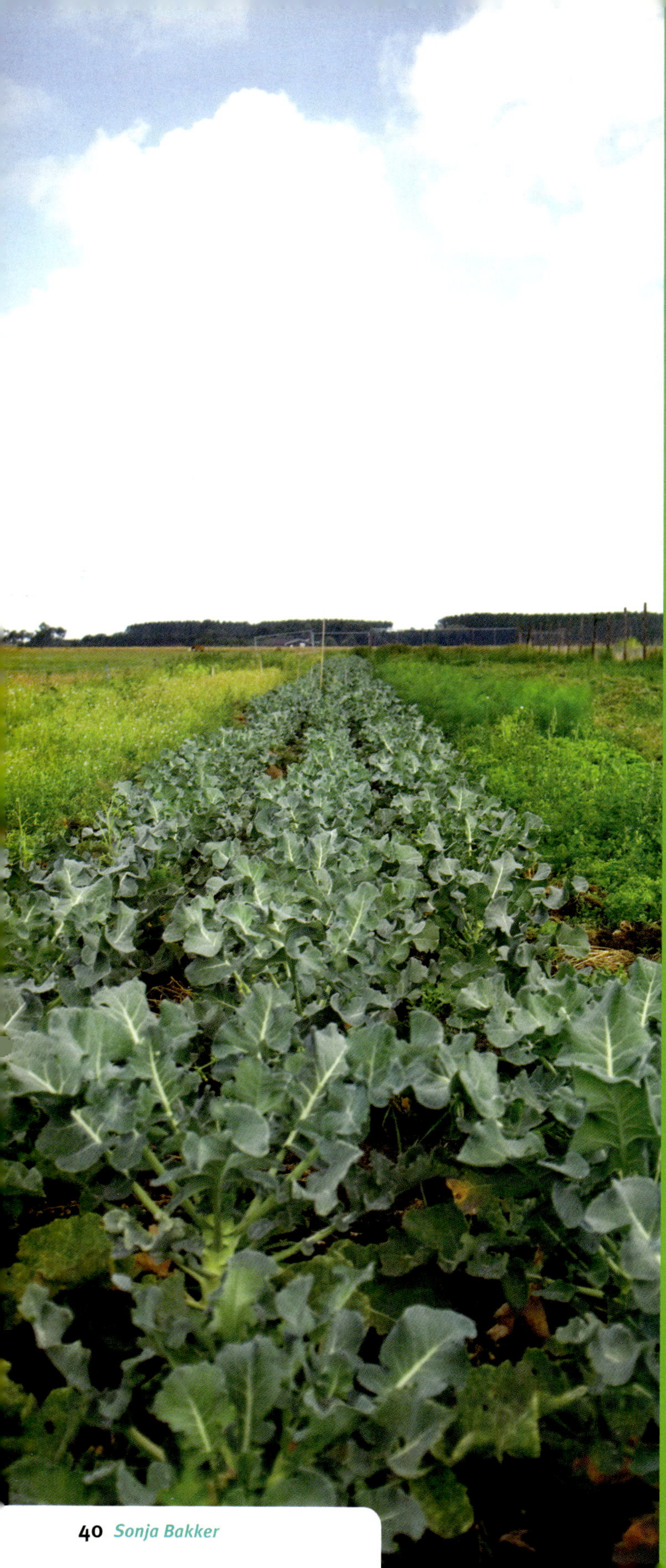

Thema:

Trinken

Unser Körper benötigt täglich etwa zwei Liter Flüssigkeit. An heißen Sommertagen und nach dem Sport sogar einen halben Liter mehr. Kaffee und Tee sind inbegriffen, jedoch nicht so wirkungsvoll. Wasser reinigt den Körper und füllt den Feuchtigkeitsverlust schnell auf. Das ist lebenswichtig, da Sie über den Urin, die Haut und die Lungen täglich mehr als einen Liter Flüssigkeit ausscheiden. Wasser ist eine der wenigen Flüssigkeiten, die vom Magen direkt an den Darm durchgeschleust und schnell aufgenommen wird. Wenn Sie kein kaltes Wasser mögen, versuchen Sie doch mal abgekochtes Wasser. Oder fügen Sie für etwas Geschmack ein bisschen Zitronen- oder Obstsaft hinzu.

TIPP Kaffee entzieht Ihrem Körper Flüssigkeit. Trinken Sie zum Kaffee immer ein Glas Wasser.

Viele Menschen trinken lieber Mineralwasser, da es vom Geschmack oft angenehmer als Leitungswasser ist. Oft hört man, dass Mineralwasser weniger Nitrate enthält. Das ist aber nicht immer so. Die Nitratkonzentration des Mineralwassers variiert je nach Marke zwischen weniger als 1 mg bis zu 32 mg pro Liter. Bestimmte Sorten Mineralwasser können außerdem viel Natrium enthalten, was wiederum zu einem hohen Blutdruck führen kann. Die Natriumkonzentration schwankt zwischen zu vernachlässigenden 5 g und ungesunden 114 g pro Liter! Kontrollieren Sie immer die Angaben auf dem Etikett.

TIPP Wenn Ihr Urin abends nach 20.00 Uhr eine dunkle Farbe hat, trinken Sie zu wenig. Zu dieser Uhrzeit sollte Ihr Urin eine helle Farbe haben.

ESSEN SIE BEWUSSTER

Für 1 Flasche Bier (0,5 Liter) mit ungefähr 225 Kilokalorien müssen Sie
- 1 Stunde und 15 Minuten wandern;
- 40 Minuten schwimmen;
- 35 Minuten Fahrrad fahren oder
- 25 Minuten joggen

Für 1 Tafel Schokolade (100 Gramm) mit ungefähr 525 Kilokalorien müssen Sie
- 3 Stunden wandern;
- 1 Stunde und 40 Minuten schwimmen;
- 1 Stunde und 20 Minuten Fahrrad fahren oder
- 50 Minuten joggen

Für 100 Gramm Erdnüsse mit ungefähr 630 Kilokalorien müssen Sie
- 3 Stunden und 30 Minuten wandern;
- 2 Stunden schwimmen;
- 1 Stunde und 40 Minuten Fahrrad fahren oder
- 1 Stunde joggen

Das sind Fakten. Denken Sie hierüber nach, bevor Sie diese Nahrungsmittel verzehren!

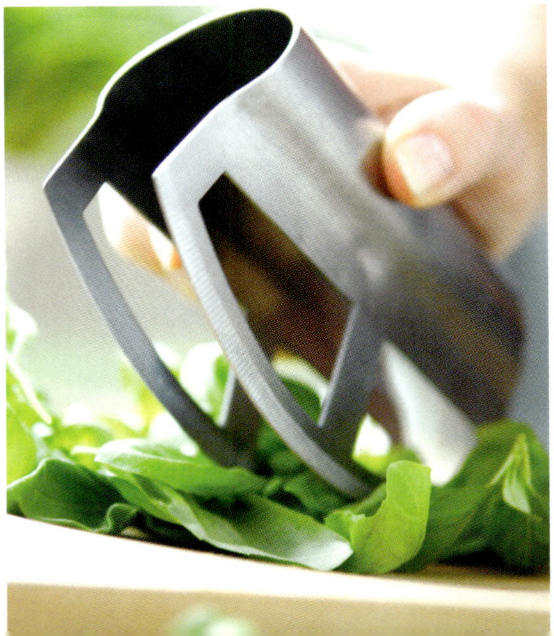

Fragen der Woche

Wie viele Kalorien muss ich verbrennen, um 1 Kilo Körperfett abzunehmen?

Nach einem üppigen Essen können Sie problemlos zwei Kilo zugenommen haben. Diese Kilos bestehen größtenteils aus Wasser. Nach dem Verzehr von 100 Gramm Chips mit ungefähr 500 Kilokalorien kann die Waage schnell ein Pfund mehr anzeigen. Im Körper sammelt sich nämlich eine große Menge Wasser an. Der Vorteil von diesem zusätzlichen Pfund ist, dass Sie es auch schnell wieder loswerden; überschüssiges Wasser wird am nächsten Tag mit dem Urin ausgeschieden. Beim Körperfett sieht das anders aus. Um 1 Kilo Körperfett zu verlieren, müssen Sie siebentausend Kilokalorien weniger zu sich nehmen oder zusätzlich verbrennen! Versuchen Sie also, nicht zu viel Fett zu essen.

Darf man im Winter mehr essen als im Sommer?
An kalten Wintertagen verbraucht Ihr Körper mehr Energie, um die Körpertemperatur zu halten. Das gilt aber nicht für geheizte Räume mit einer Temperatur von 20 Grad. Im Winter muss man nur dann mehr essen, wenn man sich oft draußen in der Kälte aufhält. Kälte macht hungrig, wodurch Sie von sich aus mehr essen. Allerdings benötigen Sie im Winter eine andere Nahrung als im Sommer. Im Winter erhältliche Gemüsesorten wie Kohl, Rosenkohl und Wintermöhren stecken voll schützender Stoffe, die Sie in den Wintermonaten dringend benötigen. Das gleiche gilt für Sommerobst und Sommergemüse. Essen Sie also nach Möglichkeit Obst und Gemüse der Saison.

Hat Kaffeeweißer weniger Fett als fettarme Kaffeemilch?
Fettarme Kaffeemilch ist fettärmer als Kaffeeweißer. Passen Sie aber auf, daß der, Schuss' Kaffeemilch nicht zu viel ist. Ich persönlich bevorzuge fettarme Milch: kurz erwärmen, aufschäumen und dann in den Kaffee geben. Milch enthält nämlich viel weniger Fett als Kaffeeweißer. Streuen Sie noch ein bisschen Kakao darüber, und schon haben Sie einen leckeren Cappuccino.

KAPITEL 5

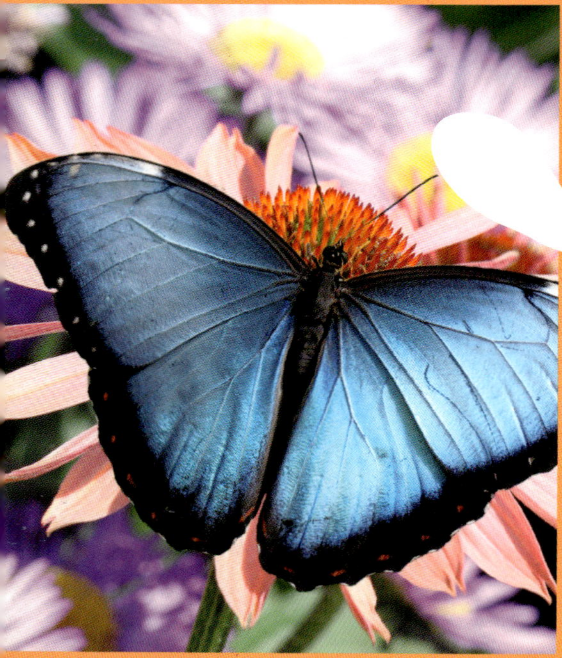

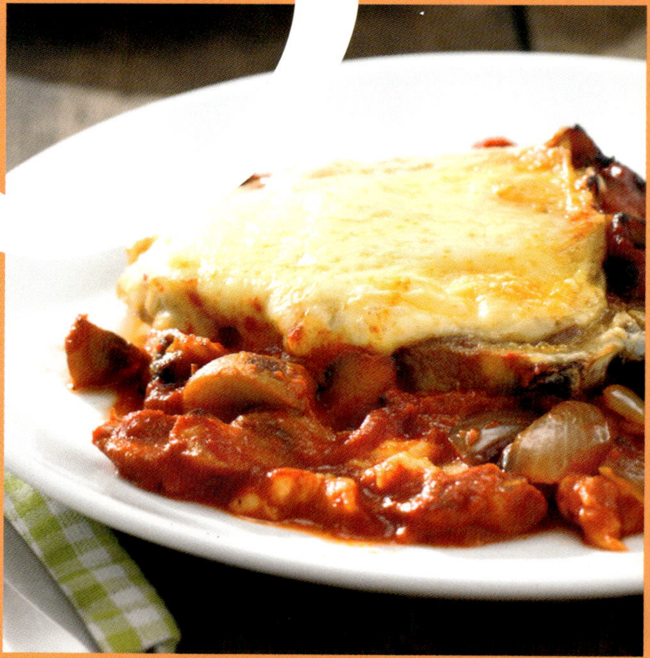

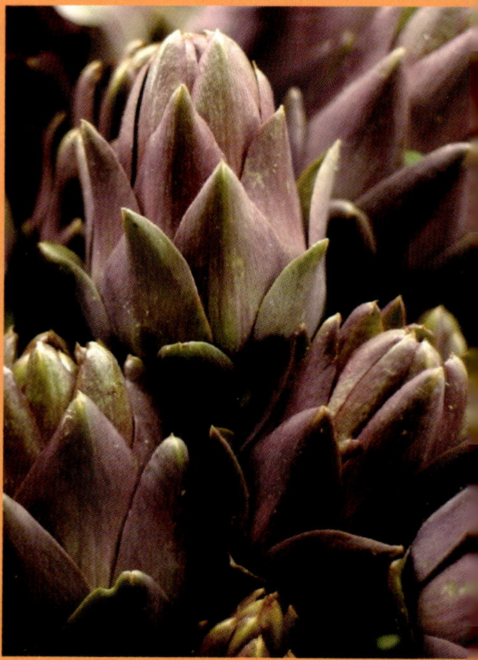

„Veränderungen brauchen Zeit - überstürzen Sie nichts!“

Ein Beispiel aus meiner Praxis

Bier als Übeltäter ~ *Frank*

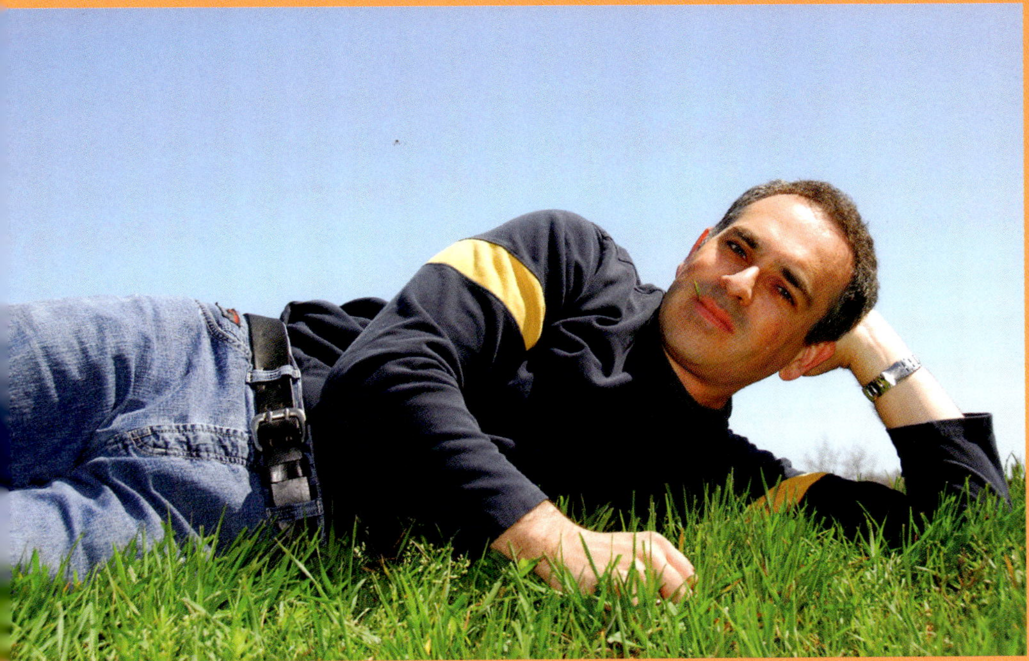
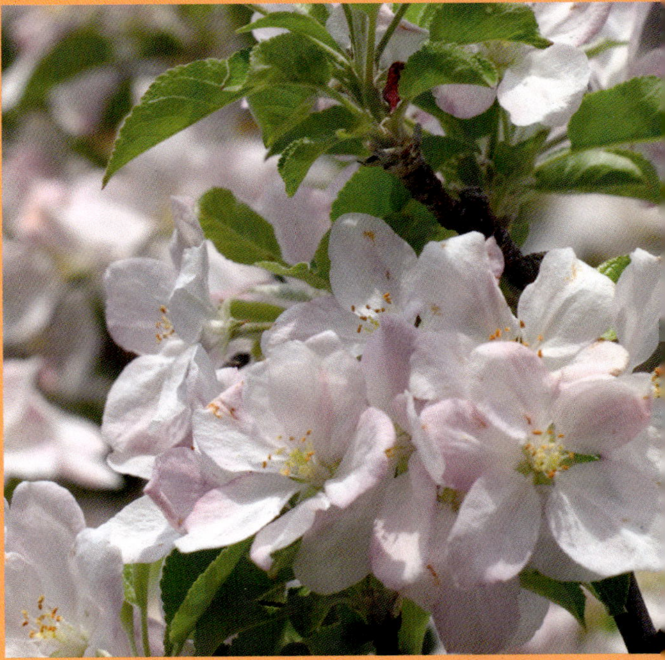

Frank war ein kräftiger Mann und gerne in geselliger Runde. Während der Woche war er aber sehr streng zu sich selbst. So brachte er es fertig, den ganzen Tag nichts zu essen und war anschließend sehr stolz darauf. Am Wochenende trank Frank ein paar Bier und gönnte sich so manche Leckerei: Nüsse, Chips oder Nachos. Im Laufe der Jahre hatte er enorm zugenommen, obwohl er regelmäßig ins Fitnessstudio ging.
Franks Übeltäter heißt Bier. Bier enthält alles, was schlecht ist: Alkohol, Kohlensäure und das Kohlenhydrat Maltose. Die Auswirkungen sind uns allen bekannt: ein dicker Bauch, Gewichtszunahme, schlechter Atem und Verdauungsstörungen. Ich riet ihm, Cola-Light mit Korn zu trinken. Wenn er Appetit auf etwas Herzhaftes hatte, sollte er eine Handvoll Salzstangen oder ein paar belegte Kräcker essen. Eine Woche später hatte Frank bereits zwei Kilo abgenommen. Da er mit seiner Diät Erfolg hatte und trotzdem nicht vollständig auf Alkohol zu verzichten brauchte, befolgten auch mehrere seiner Freunde meine Diät, und das mit ebenso großem Erfolg. In so mancher Kneipe in seinem Ort kann man nun tatsächlich Leuten begegnen, die Korn mit Cola-Light trinken...

4. Wochenmenü

Eigentlich müssten Sie jetzt schon die ersten Ergebnisse sehen können. Ihre Hosen sind weiter geworden und Ihre Haut sieht wahrscheinlich schöner aus. Denken Sie an das letzte Beispiel aus meiner Praxis und trinken Sie Alkohol nur in Maßen.

Montag

Frühstück: 1 Scheibe Vollkornbrot mit halbfetter Margarine und Honig – **Zwischendurch:** 2 Mandarinen – **Mittagessen:** 1 Scheibe Roggenbrot mit halbfetter Margarine und fettarmem Käse, 1 Knäckebrot mit Diät-Marmelade – **Zwischendurch:** 250 Gramm fettarmer Joghurt – **Abendessen:** 125 Gramm gekochte Kartoffeln, 200 Gramm Blumenkohl, 1 Schöpflöffel fettarme Soße, 75 Gramm Kotelett (siehe Rezept), 1 kleine Schale Rohkostsalat mit Joghurtdressing – **Abends:** 1 Orange

Dienstag

Frühstück: 250 Gramm Quark Magerstufe – **Zwischendurch:** 1 Stück Honigkuchen – **Mittagessen:** 2 Scheiben Vollkornbrot mit halbfetter Margarine, 1 Scheibe fettarmem Käse und 1 Scheibe Hähnchenbrustfilet, bei großem Hunger noch eine kleine Schale Rohkostsalat mit Joghurtdressing – **Zwischendurch:** 1 Kiwi – **Abendessen:** 125 Gramm Bratkartoffeln (in Olivenöl), 200 Gramm Spinat (ohne Sahne), heute kein Fleisch, sondern 1 gekochtes Ei zum Spinat – **Abends:** 1 Birne

Mittwoch

Frühstück: 1 Knäckebrot mit Diät-Marmelade – **Zwischendurch:** 1 Müsli-Riegel – **Mittagessen:** 250 Gramm Quark Magerstufe, 1 Scheibe Leicht-und-Cross-Knusperbrot mit halbfetter Margarine und Honig – **Zwischendurch:** 1 Apfel – **Abendessen:** 125 Gramm gekochte Kartoffeln, 200 Gramm Rote Beete, 100 Gramm Kabeljau und 1 Schöpflöffel fettarme Soße – **Abends:** 1 Tasse warme fettarme Trinkschokolade

Donnerstag

Frühstück: 1 Knäckebrot mit Diät-Marmelade und 1 Stück Honigkuchen – **Zwischendurch:** 1 Apfel – **Mittagessen:** 250 Gramm Quark Magerstufe mit 3 Esslöffeln Müsli oder Kellogg's Special K, 1 Banane – **Zwischendurch:** 1 Frischei-Waffel – **Abendessen:** 225 Gramm gekochte Glasnudeln mit 75 Gramm Putenfleisch und 1 kleine Schale Rohkostsalat mit Joghurtdressing – **Abends:** 2 Vollkornkekse

Freitag

Frühstück: 250 Gramm fettarmer Joghurt mit 4 Scheiben Melone – **Zwischendurch:** 1 Apfel – **Mittagessen:** 1 Rosinenbrötchen und 1 Knäckebrot mit halbfetter Margarine und Apfelkraut – **Zwischendurch:** 1 Glas Orangensaft – **Abendessen:** 125 Gramm gekochte Kartoffeln, 200 Gramm Möhren, 1 Gemüseburger (ca. 75 Gramm), 1 Schöpflöffel fettarme Soße – **Abends:** 1 Glas Rotwein oder 1 Glas Orangensaft und 30 Gramm Reiswaffel-Snack

Samstag

Frühstück: 3 Scheiben Melone, 1 Banane – **Zwischendurch:** 1 Rosinenbrötchen – **Mittagessen:** 250 Gramm fettarmer Joghurt mit einem Esslöffel Diät-Marmelade und 1 Knäckebrot mit Teewurst – **Zwischendurch:** 1 Frischei-Waffel – **Abendessen:** 2 Mehrkornbrötchen mit 100 Gramm gebratenem Tatar, Champignons und Zwiebeln, 1 Glas fettarme Milch – **Abends:** 1 Glas Rotwein oder 1 Glas Orangensaft und 4 Kräcker mit fettarmem Käse

Sonntag

Frühstück: 2 getoastete Brötchen mit halbfetter Margarine, 1 gekochtes Ei und 1 x Diät-Marmelade – **Zwischendurch:** 1 Stück Honigkuchen – **Mittagessen:** 1 Teller gebundene Suppe, 2 Scheiben Knäckebrot mit Schmelzkäse Halbfettstufe – **Zwischendurch:** 1 Birne – **Abendessen:** 125 Gramm Backofen Pommes Frites, 100 Gramm Steak, 1 kleine Schale Rohkost, zubereitet mit ein wenig fettarmem Käse – **Abends:** 1 Tasse warme fettarme Trinkschokolade

Montag

Frühstück: 2 Scheiben Vollkornbrot mit halbfetter Margarine, 1 x mit Honig und 1 x mit Diät-Marmelade – **Zwischendurch:** 2 Mandarinen – **Mittagessen:** 1 Scheibe Roggenbrot mit halbfetter Margarine, fettarmem Käse und 1 Knäckebrot mit Diät-Marmelade – **Zwischendurch:** 250 Gramm fettarmer Joghurt – **Abendessen:** 150 Gramm gekochte Kartoffeln, 200 Gramm Blumenkohl, 1 Schöpflöffel fettarme Soße, 75 Gramm Kotelett (siehe Rezept), 1 kleine Schale Rohkostsalat mit Joghurtdressing – **Abends:** 1 Orange

Dienstag

Frühstück: 250 Gramm Quark Magerstufe – **Zwischendurch:** 1 Stück Honigkuchen – **Mittagessen:** 2 Scheiben Vollkornbrot mit halbfetter Margarine, 1 Scheibe fettarmem Käse und 1 Scheibe Putenbrustfilet, eine kleine Schale Rohkostsalat mit Joghurtdressing – **Zwischendurch:** 1 Kiwi – **Abendessen:** 150 Gramm Bratkartoffeln (in Olivenöl), 200 Gramm Spinat (ohne Sahne), heute kein Fleisch, sondern 1 gekochtes Ei zum Spinat – **Abends:** 1 Birne

Mittwoch

Frühstück: 2 Scheiben Knäckebrot mit Diät-Marmelade – **Zwischendurch:** 1 Müsli-Riegel – **Mittagessen:** 250 Gramm Quark Magerstufe, 1 Knäckebrot mit halbfetter Margarine und Honig – **Zwischendurch:** 1 Apfel und 1 Birne – **Abendessen:** 150 Gramm gekochte Kartoffeln, 200 Gramm Rote Beete, 100 Gramm Kabeljau und 1 Schöpflöffel fettarme Soße – **Abends:** 1 Tasse warme fettarme Trinkschokolade

Donnerstag

Frühstück: 1 Knäckebrot mit Diät-Marmelade und 1 Stück Honigkuchen – **Zwischendurch:** 1 Apfel – **Mittagessen:** 250 Gramm Quark Magerstufe mit 3 Esslöffeln Müsli oder Kellogg's Special K und 1 Banane – **Zwischendurch:** 1 Frischei-Waffel – **Abendessen:** 250 Gramm gekochte Glasnudeln mit 75 Gramm Putenfleisch und 1 kleine Schale Rohkostsalat mit Joghurtdressing – **Abends:** 2 Vollkornkekse

Freitag

Frühstück: 250 Gramm fettarmer Joghurt mit 4 Scheiben Melone – **Zwischendurch:** 1 Apfel – **Mittagessen:** 1 Rosinenbrötchen und 1 Knäckebrot mit halbfetter Margarine und Apfelkraut – **Zwischendurch:** 1 Glas Orangensaft und 1 Birne – **Abendessen:** 150 Gramm gekochte Kartoffeln, 200 Gramm Möhren, 1 Gemüseburger (ca. 75 Gramm), 1 Schöpflöffel fettarme Soße – **Abends:** 1 Glas Rotwein oder 1 Glas Orangensaft mit 30 Gramm Reiswaffel-Snack

Samstag

Frühstück: 3 Scheiben Wassermelone, 1 Banane – **Zwischendurch:** 1 Rosinenbrötchen – **Mittagessen:** 250 Gramm fettarmer Joghurt mit einem Esslöffel Diät-Marmelade und 1 Knäckebrot mit Teewurst – **Zwischendurch:** 1 Frischei-Waffel – **Abendessen:** 2 Mehrkornbrötchen mit 100 Gramm gebratenem Tatar, Champignons und Zwiebeln, 1 Glas fettarme Milch – **Abends:** 1 Glas Rotwein oder 1 Glas Orangensaft und 4 Kräcker mit fettarmem Käse

Sonntag

Frühstück: 2 getoastete Brötchen mit halbfetter Margarine, 1 gekochtes Ei und 1 x Diät-Marmelade – **Zwischendurch:** 1 Stück Honigkuchen – **Mittagessen:** 1 Teller gebundene Suppe, 2 Scheiben Knäckebrot mit Schmelzkäse Halbfettstufe – **Zwischendurch:** 1 Apfel – **Abendessen:** 175 Gramm Backofen Pommes Frites, 100 Gramm Steak, 1 kleine Schale Rohkost, zubereitet mit ein wenig fettarmem Käse – **Abends:** 1 Tasse warme fettarme Trinkschokolade

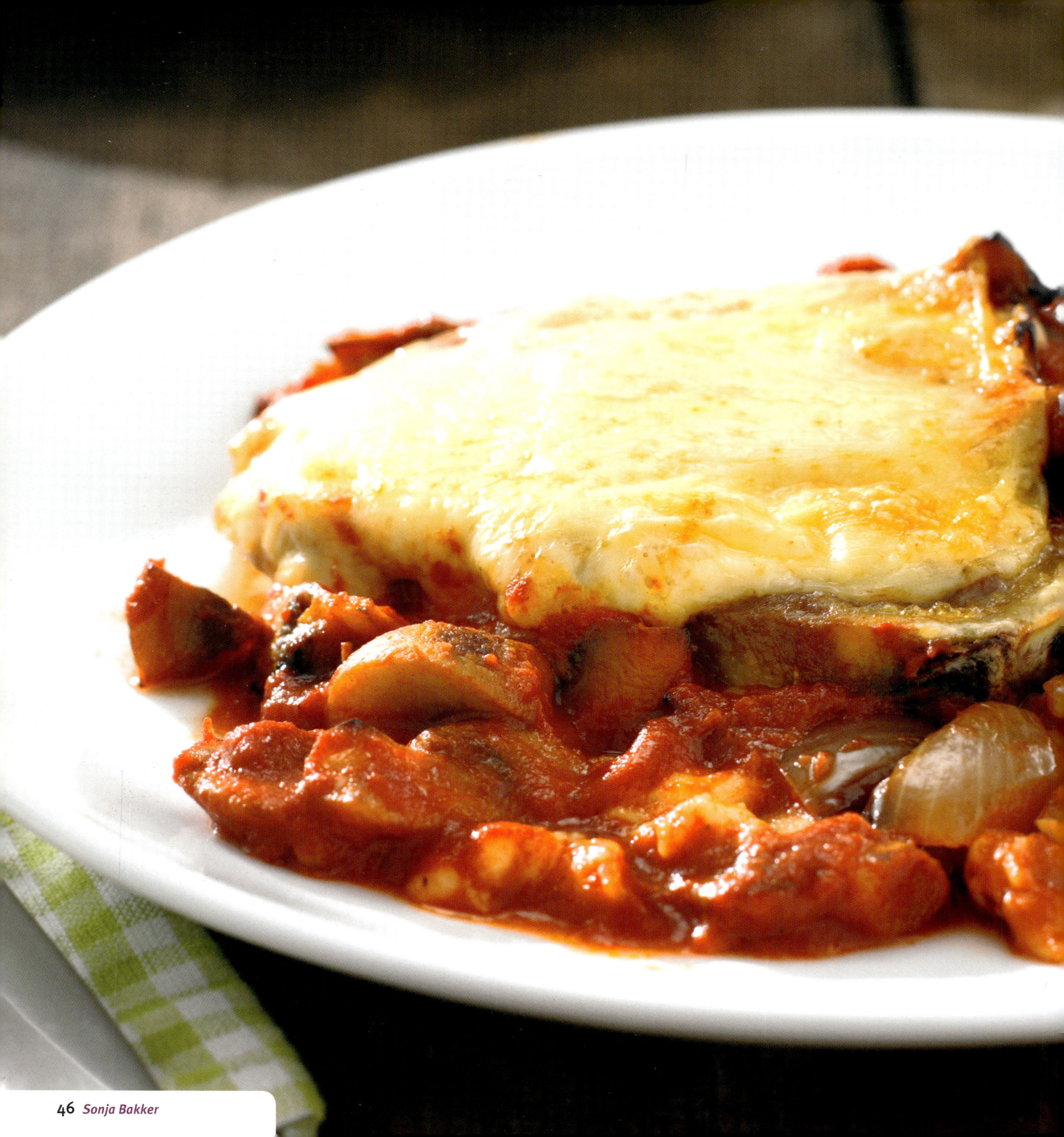

Rezept der Woche

Folienkoteletts

für 4 Personen

Zutaten

4 Koteletts
2 Esslöffel Olivenöl
2 Zwiebeln
1 große Dose Tomatenpüree
250 Gramm Champignons
8 Scheiben fettarmer Käse
Pfeffer und Salz
Aluminiumfolie

Zubereitung

Die Koteletts mit Pfeffer und Salz würzen und auf beiden Seiten in Olivenöl anbraten. In der Zwischenzeit die Zwiebeln und Champignons schneiden und in Olivenöl andünsten. Die Zwiebeln aus der Pfanne nehmen, das überflüssige Öl in der Pfanne mit Küchenpapier entfernen. Die Zwiebeln wieder in die Pfanne geben. Das Tomatenpüree hinzugeben und verrühren. Breiten Sie vier Stücke Aluminiumfolie auf der Arbeitsfläche aus, und legen Sie auf jede Folie eine Scheibe Käse. Jeweils mit einem Schöpflöffel der Pilz-Tomaten-Soße bedecken und darauf je ein Kotelett legen. Die Koteletts anschließend wieder mit je einem Schöpflöffel Soße und einer Scheibe Käse bedecken. Zum Schluß die Folien verschließen und für ungefähr zehn Minuten in den Backofen legen (200 Grad). Guten Appetit.

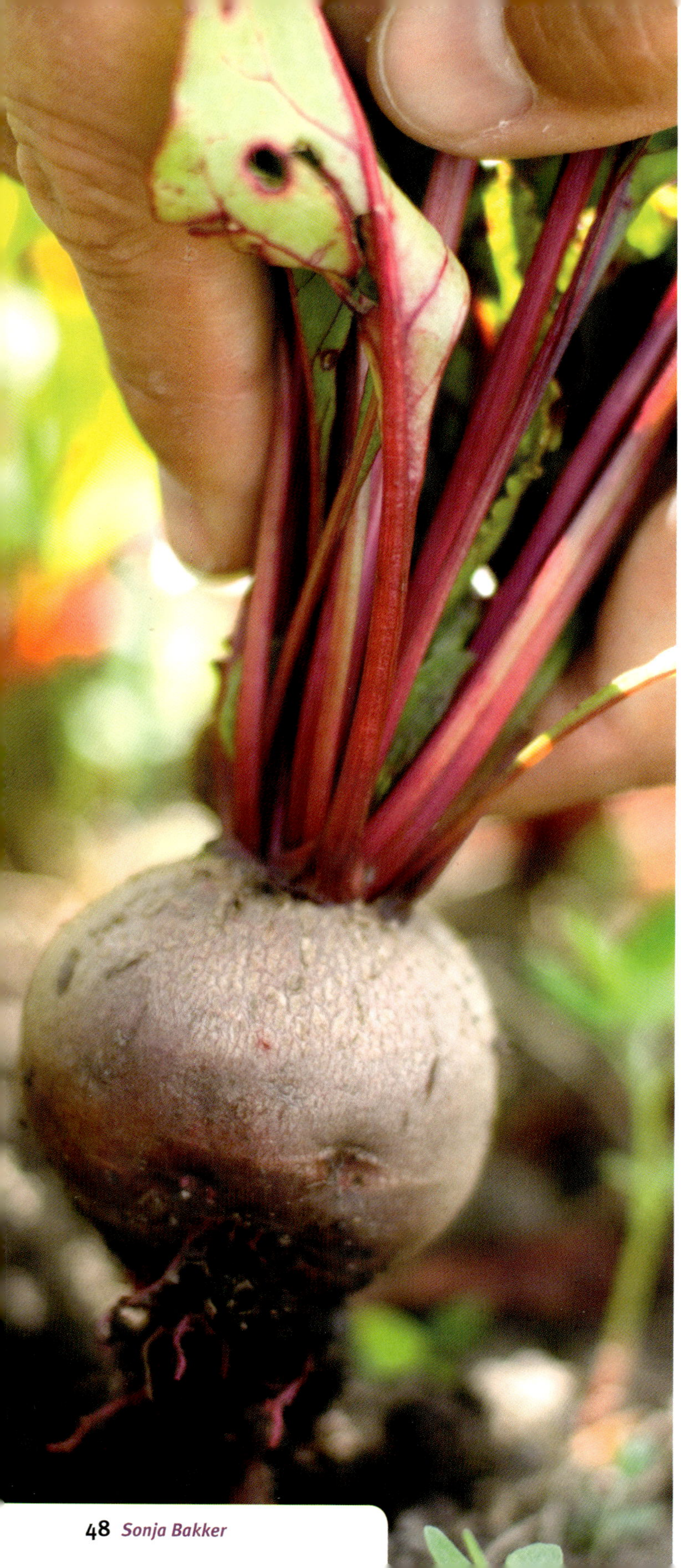

Thema:

Alkohol

Alkohol wird vom Körper über den Darm aufgenommen und vermischt sich mit den Körperflüssigkeiten (Blut und Gewebeflüssigkeit). Die Leber baut ungefähr ein Glas Alkohol pro Stunde ab. Der Abbau von drei Gläsern Alkohol dauert also mindestens drei Stunden. Ein alkoholisches Getränk enthält ca. zehn Gramm Alkohol. Mit alkoholischen Getränken nehmen Sie enorm viele Kalorien zu sich. Heutzutage gibt es viele alkoholfreie Alternativen, die bei weitem weniger Kalorien enthalten. Da Alkohol schnell und vollständig aufgenommen und verbrannt wird, werden die für die Verbrennung der anderen Nahrungsmittel benötigten B-Vitamine dem Stoffwechselprozess entzogen.

Ist Wein schädlich?

Für die Blutgefäße ist Rotwein besser als Weißwein. Zudem beugt er Herz- und Gefäßkrankheiten vor, dies ist wissenschaftlich bewiesen. Forschungsergebnisse der statistischen Bundesämter achtzehn westlicher Länder zeigen, dass die Sterberate infolge von Herzinfarkt in den Ländern, in denen gewöhnlich viel Wein getrunken wird, am niedrigsten ist: In Frankreich und Italien gar drei bis fünf Mal geringer als in Nordeuropa. Wie in meinen Menüs angeben, kann Rotwein also in Maßen getrunken werden. Mit Weißwein würde ich eher vorsichtig sein, er begünstigt Cellulite!

Fragen der Woche

Wie kann ich an Geburtstagen und auf Partys Diät halten?

- Halten Sie sich an Ihren Wochenplan. Lassen Sie keine Mahlzeit aus, um dann beim Geburtstag mehr essen zu können. Wenn Sie eine Mahlzeit auslassen, bekommen Sie verstärkt Appetit auf die vielen leckeren Häppchen.
- Vereinbaren Sie mit sich selbst, was Sie essen und was Sie nicht essen wollen und halten Sie sich daran. So schützen Sie sich selbst und werden den leckeren Versuchungen besser widerstehen können.
- Nehmen Sie sich vor, sich nicht überreden zu lassen, mehr zu nehmen, als Sie wollten. Bleiben Sie fest entschlossen.
- Wählen Sie, falls möglich, kalorienarme Häppchen und Drinks: Gurken, Möhren, gekochte Eier, sowie Schinkenröllchen und Käse anstatt Wurst. Widerstehen Sie den fetthaltigen Leckereien wie Pasteten aus Blätterteig, Aal, Räucherlachs und Frittiertem.
- Falls Sie etwas Kalorienreiches wie Nüsse oder Chips essen möchten, zählen Sie die Stücke, bei zehn ist wirklich Schluss!

Kalorienarme Häppchen

Von 0 bis 5 Kilokalorien pro Stück
1 Spargel, 1 Melonenwürfel, 1 Radieschen, 1 Salzstange, 1 kleiner Kräcker (unbelegt), 1 rohe Karotte, 1 Stückchen Gurke.

Von 5 bis 15 Kilokalorien pro Stück
1 Scheibe gekochter Schinken mit 1 Stückchen Melone, 1 Kräcker belegt mit Hähnchenbrustfilet, 1 Kräcker mit Tatar und rohen Zwiebeln

Von 15 bis 25 Kilokalorien pro Stück
1 kleine Scheibe Frikandeau (mageres Schweinefleisch) mit 1 kleinen Stück Pfirsich, 1 Scheibe gekochter Schinken mit einem halben Ei, 1 Handvoll Salzstangen, 1 Scheibe Baguette ohne Belag, 1 Kräcker mit Eiersalat, 1 Kräcker mit Gurkensalat, 1 Kräcker mit Selleriesalat, ein Würfel fettarmer Käse.

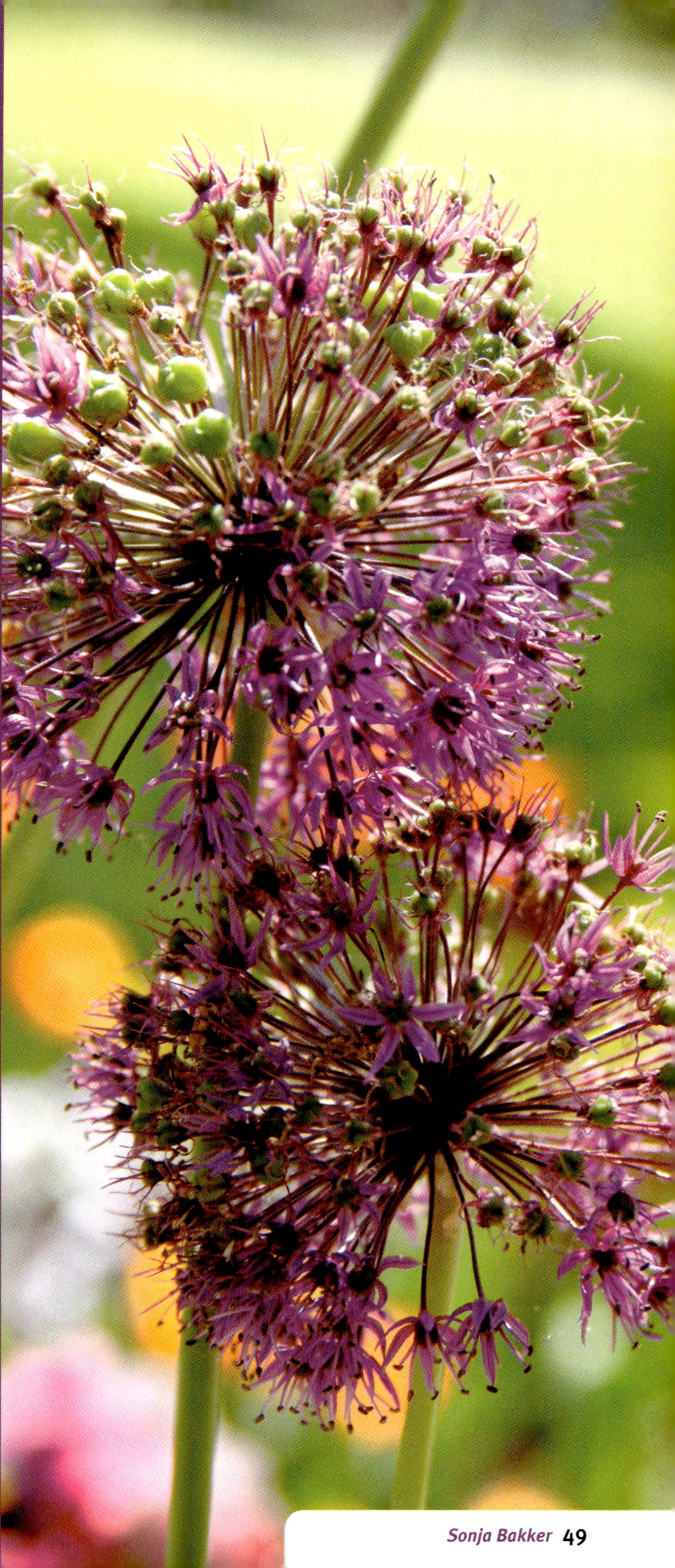

KAPITEL

6

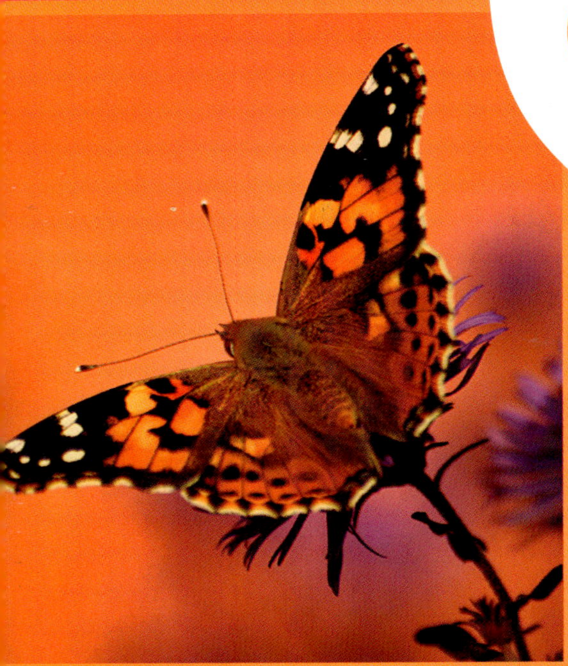

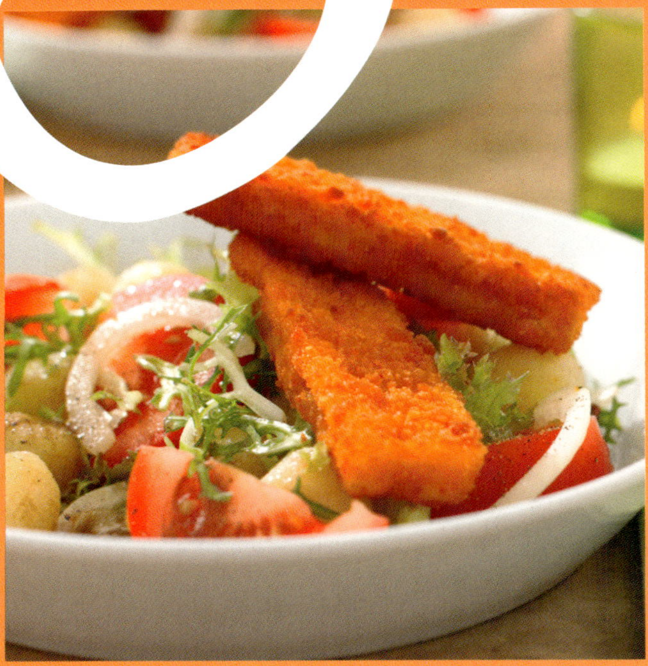

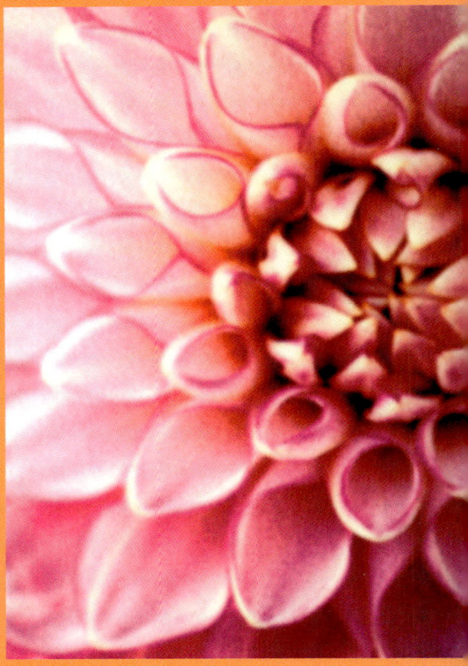

„Erfolgsrezept: Vorsatz - Anfangen - Durchhalten“

Ein Beispiel aus meiner Praxis

Immer auf Achse ~ *Marcel*

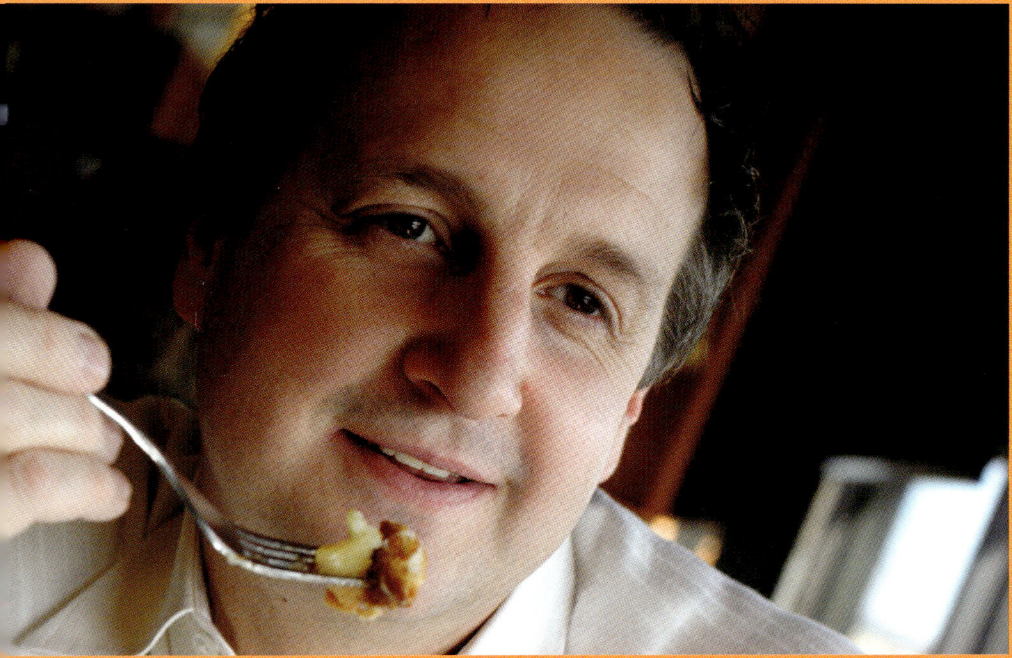

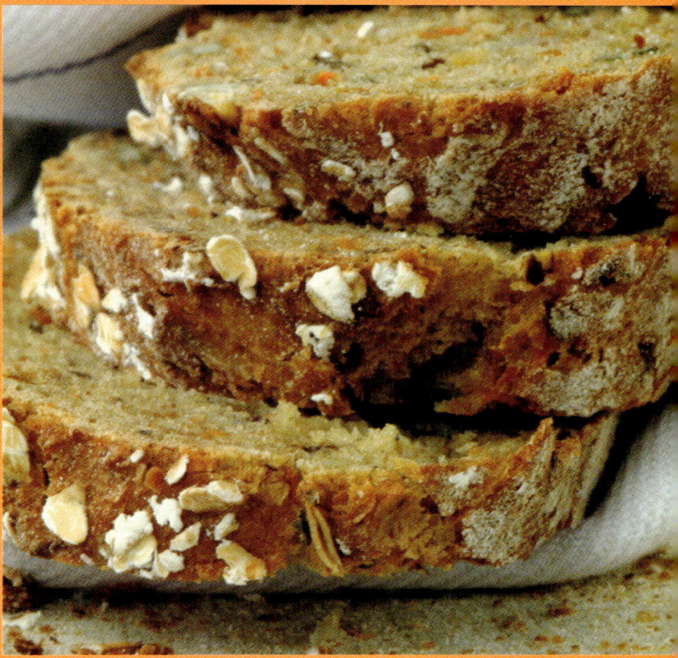

Marcel ist Junggeselle und hat als Account-Manager einen stressigen Job. Stundenlang ist er im Auto unterwegs. Auf dem Weg nach Hause bevorzugt er den „Drive-in“, anstatt alleine in der Küche zu stehen. Beim „Drive-in“ erhält er in nur drei Minuten eine vollständige amerikanische Mahlzeit - mit tausend Kilokalorien.
In den drei Jahren, in denen Marcel alleine wohnte, hatte er kein einziges Mal gekocht. Etwas mehr Abwechslung in der Küche konnte wirklich nicht schaden. So erstellte ich ihm ein Wochenmenü, das zu ihm passte. Zudem riet ich ihm, sein Handschuhfach mit Müsli-Riegeln zu füllen. Sobald der Appetit kommt, könne er sich einen Riegel nehmen. Jede Woche bekam er von mir neue, einfach zuzubereitende Rezepte. Da Marcel nicht jeden Tag kochen wollte, bereitete er dreimal wöchentlich größere Portionen zu, die er aufteilte und einfror. Nach ein paar Wochen war sein Gefrierschrank mit abwechslungsreichen Gerichten gefüllt, und Marcel konnte jeden Tag einfach, aber verantwortungsbewusst essen. Mittlerweile hat er dank seiner neuen, gesunden Essgewohnheiten gute zwanzig Kilo abgenommen und fühlt sich dabei hervorragend.

5. Wochenmenü

FRAU

Sollten Sie einmal am Ende Ihrer Kräfte sein, fangen Sie nicht an, sich mit Essen abzureagieren. Versuchen Sie, Ihre eigene Methode zu finden, um in einer solchen Phase zu bestehen. Meine Lieblings-CD in den CD-Player und ich fühle mich direkt viel besser, die schlechte Laune ist wie weggeblasen! Sie können natürlich auch aus vollem Hals singen oder Ihre Sportschuhe anziehen und eine Runde joggen.

Montag

Frühstück: 1 Stück Honigkuchen mit halbfetter Margarine – **Zwischendurch:** 1 Apfel – **Mittagessen:** 1 Schinken/Käse-Toast mit einer Scheibe Ananas (die Ananas darf auch aus der Dose kommen, dann aber mit wenig Saft) – **Zwischendurch:** 1 Glas Diät-Joghurtdrink oder 1 Glas fettarme Milch – **Abendessen:** 125 Gramm gekochte Kartoffeln, 250 Gramm Chicorée, 1 Schöpflöffel fettarme Soße, 75 Gramm Frikadelle (Rinderhackfleisch), 1 kleine Schale Rohkostsalat mit Joghurtdressing – **Abends:** 250 Gramm Quark Magerstufe

Dienstag

Frühstück: 2 Reiswaffeln mit halbfetter Margarine und Diät-Marmelade, 1 Glas Orangensaft – **Zwischendurch:** 1 Orange – **Mittagessen:** 250 Gramm fettarmer Joghurt mit 3 Esslöffeln Kellogg's Special K oder 1 Scheibe Leicht-und-Cross-Knusperbrot, 1 Tasse Bouillon – **Zwischendurch:** 1 Kiwi – **Abendessen:** 225 Gramm weiße Bohnen in Tomatensoße, 1 kleine Schale Rohkostsalat mit Joghurtdressing – **Abends:** Weintrauben (max. 20 Stück)

Mittwoch

Frühstück: 1 Scheibe Leicht-und-Cross-Knusperbrot mit halbfetter Margarine und Diät-Marmelade – **Zwischendurch:** 1 Kiwi – **Mittagessen:** 2 Scheiben Vollkornbrot mit halbfetter Margarine, 1 x mit Apfelkraut und 1 x mit Honig – **Zwischendurch:** 250 Gramm Quark Magerstufe mit 3 Esslöffeln Müsli oder Kellogg's Special K – **Abendessen:** 225 Gramm Vollkorn-Nudeln mit gemischtem Gemüse (Weißkohl, Möhren, Zwiebeln, Porree, Paprika und Zucchini, klein geschnitten) und 75 Gramm Hähnchenbrustfilet, 1 kleine Schale Rohkostsalat mit Joghurtdressing – **Abends:** 1 Frischei-Waffel

Donnerstag

Frühstück: 2 Scheiben Leicht-und-Cross-Knusperbrot mit halbfetter Margarine, 1 x mit Apfelkraut und 1 x mit Honig – **Zwischendurch:** Weintrauben (max. 20 Stück) oder 1 Kiwi – **Mittagessen:** 2 Mehrkornbrötchen mit 1 Scheibe Hähnchenbrustfilet, 1 Scheibe fettarmem Käse und Tomate – **Zwischendurch:** 1 Glas Diät-Joghurtdrink – **Abendessen:** 125 Gramm gekochte Kartoffeln, 200 Gramm Rotkohl, 1 Schöpflöffel fettarme Soße und 75 Gramm Entrecôte – **Abends:** 250 Gramm Quark Magerstufe

Freitag

Frühstück: 2 Scheiben Knäckebrot mit halbfetter Margarine, 1 Scheibe Hähnchenbrustfilet und 1 Scheibe fettarmem Käse – **Zwischendurch:** 1 Glas frisch gepresster Orangensaft – **Mittagessen:** 1 Rosinenbrötchen und 1 Scheibe Leicht-und-Cross-Knusperbrot mit halbfetter Margarine und Honig, 1 Glas fettarme Milch – **Zwischendurch:** 1 Stück Honigkuchen – **Abendessen:** 125 Gramm gekochte Kartoffeln, 200 Gramm Prinzessbohnen, 75 Gramm frisches Thunfischsteak oder Schollenfilet, 1 Schöpflöffel fettarme Soße, 1 kleine Schale Rohkostsalat mit Joghurtdressing oder Kartoffelsalat mit Fischstäbchen (siehe Rezept) – **Abends:** 1 Apfel

Samstag

Frühstück: 250 Gramm fettarmer Joghurt mit 3 Esslöffeln Kellogg's Special K – **Zwischendurch:** 1 Müsli-Riegel – **Mittagessen:** 2 Scheiben Vollkornbrot mit halbfetter Margarine, Diät-Marmelade und 1 Glas fettarme Milch – **Zwischendurch:** 1 Glas frisch gepresster Orangensaft und 1 Birne – **Abendessen:** 1 strammer Max mit Schinken und Käse und eine Heiße Tasse oder Bouillon – **Abends:** 1 Glas Rotwein oder 1 Glas Orangensaft, eine kleine Handvoll Salzstangen

Sonntag

Frühstück: 1 warmes Brötchen mit halbfetter Margarine und 1 Scheibe Hähnchenbrustfilet, 1 gekochtes Ei und 1 Glas Orangensaft – **Zwischendurch:** Hart bleiben! – **Mittagessen:** 1 Schinken/Käse-Toast und 1 Heiße Tasse oder 1 Tasse Bouillon – **Zwischendurch:** 1 Frischei-Waffel – **Abendessen:** 125 Gramm Naturreis, 200 Gramm gemischtes Gemüse (Weißkohl, Möhren, Zwiebeln, Porree, Paprika und Zucchini, klein geschnitten) und 75 Gramm Hähnchenbruststreifen, mariniert in einer süßen Ketchup-Soße – **Abends:** 1 Apfel

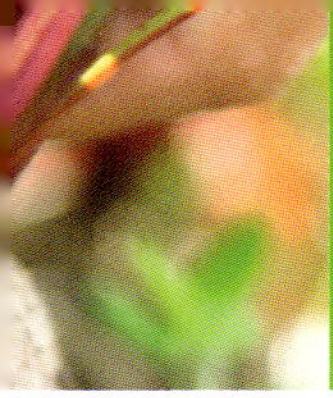

MANN

Montag

Frühstück: 1 Stück Honigkuchen mit halbfetter Margarine – **Zwischendurch:** 1 Apfel – **Mittagessen:** 1 Schinken/Käse-Toast mit einer Scheibe Ananas (die Ananas darf auch aus der Dose sein, dann aber mit wenig Saft) – **Zwischendurch:** 1 Glas Diät-Joghurtdrink oder 1 Glas fettarme Milch – **Abendessen:** 125 Gramm gekochte Kartoffeln, 250 Gramm Chicorée, 1 Schöpflöffel fettarme Soße, 75 Gramm Frikadelle (Rinderhackfleisch), 1 kleine Schale Rohkostsalat mit Joghurtdressing – **Abends:** 250 Gramm Quark Magerstufe

Dienstag

Frühstück: 2 Reiswaffeln mit halbfetter Margarine und Diät-Marmelade, 1 Glas Orangensaft – **Zwischendurch:** 1 Orange – **Mittagessen:** 250 Gramm fettarmer Joghurt mit 3 Esslöffeln Kellogg's Special K oder 1 Scheibe Leicht-und-Cross-Knusperbrot, 1 Tasse Bouillon – **Zwischendurch:** 1 Kiwi – **Abendessen:** 250 Gramm weiße Bohnen in Tomatensoße, 1 kleine Schale Rohkostsalat mit Joghurtdressing – **Abends:** Weintrauben (max. 20 Stück)

Mittwoch

Frühstück: 1 Scheibe Leicht-und-Cross-Knusperbrot mit halbfetter Margarine und Diät-Marmelade – **Zwischendurch:** 1 Kiwi – **Mittagessen:** 2 Scheiben Vollkornbrot mit halbfetter Margarine, 1 x mit Apfelkraut und 1 x mit Honig – **Zwischendurch:** 250 Gramm Quark Magerstufe mit 3 Esslöffeln Müsli oder Kellogg's Special K – **Abendessen:** 250 Gramm Vollkorn-Nudeln mit gemischtem Gemüse (Weißkohl, Möhren, Zwiebeln, Porree, Paprika und Zucchini, klein geschnitten) und 75 Gramm Hähnchenbrustfilet, 1 kleine Schale Rohkostsalat mit Joghurtdressing – **Abends:** 1 Frischei-Waffel

Donnerstag

Frühstück: 2 Scheiben Leicht-und-Cross-Knusperbrot mit halbfetter Margarine, 1 x mit Apfelkraut und 1 x mit Honig – **Zwischendurch:** Weintrauben (max. 20 Stück) oder 1 Kiwi – **Mittagessen:** 2 Mehrkornbrötchen mit 1 Scheibe Hähnchenbrustfilet, 1 Scheibe fettarmem Käse und Tomate – **Zwischendurch:** 1 Glas Diät-Joghurtdrink – **Abendessen:** 150 Gramm gekochte Kartoffeln, 200 Gramm Rotkohl, 1 Schöpflöffel fettarme Soße und 75 Gramm Entrecôte – **Abends:** 250 Gramm Quark Magerstufe

Freitag

Frühstück: 2 Scheiben Knäckebrot mit halbfetter Margarine, 1 Scheibe Hähnchenbrustfilet und 1 Scheibe fettarmem Käse – **Zwischendurch:** 1 Glas frisch gepresster Orangensaft – **Mittagessen:** 1 Rosinenbrötchen und 1 Scheibe Leicht-und-Cross-Knusperbrot mit halbfetter Margarine und Honig, 1 Glas fettarme Milch – **Zwischendurch:** 1 Stück Honigkuchen – **Abendessen:** 150 Gramm gekochte Kartoffeln, 200 Gramm Prinzessbohnen, 75 Gramm frisches Thunfischsteak oder Schollenfilet, 1 Schöpflöffel fettarme Soße, 1 kleine Schale Rohkostsalat mit Joghurtdressing oder Kartoffelsalat mit Fischstäbchen (siehe Rezept) – **Abends:** 1 Apfel

Samstag

Frühstück: 250 Gramm fettarmer Joghurt mit 3 Esslöffeln Kellogg's Special K – **Zwischendurch:** 1 Müsli-Riegel – **Mittagessen:** 2 Scheiben Vollkornbrot mit halbfetter Margarine, Diät-Marmelade und 1 Glas fettarme Milch – **Zwischendurch:** 1 Glas frisch gepresster Orangensaft und 1 Birne – **Abendessen:** 1 strammer Max mit Schinken und Käse und eine Heiße Tasse oder eine Tasse Bouillon – **Abends:** 1 Glas Rotwein oder 1 Glas Orangensaft, eine Handvoll Salzstangen

Sonntag

Frühstück: 1 warmes Brötchen mit halbfetter Margarine und 1 Scheibe Hähnchenbrustfilet, 1 gekochtes Ei und 1 Glas Orangensaft – **Zwischendurch:** Hart bleiben! – **Mittagessen:** 1 Schinken/Käse-Toast und 1 Heiße Tasse oder 1 Tasse Bouillon – **Zwischendurch:** 1 Frischei-Waffel – **Abendessen:** 150 Gramm Naturreis, 200 Gramm gemischtes Gemüse (Weißkohl, Möhren, Zwiebeln, Porree, Paprika und Zucchini, klein geschnitten) und 75 Gramm Hähnchenbruststreifen, mariniert in einer süßen Ketchup-Soße – **Abends:** 1 Apfel

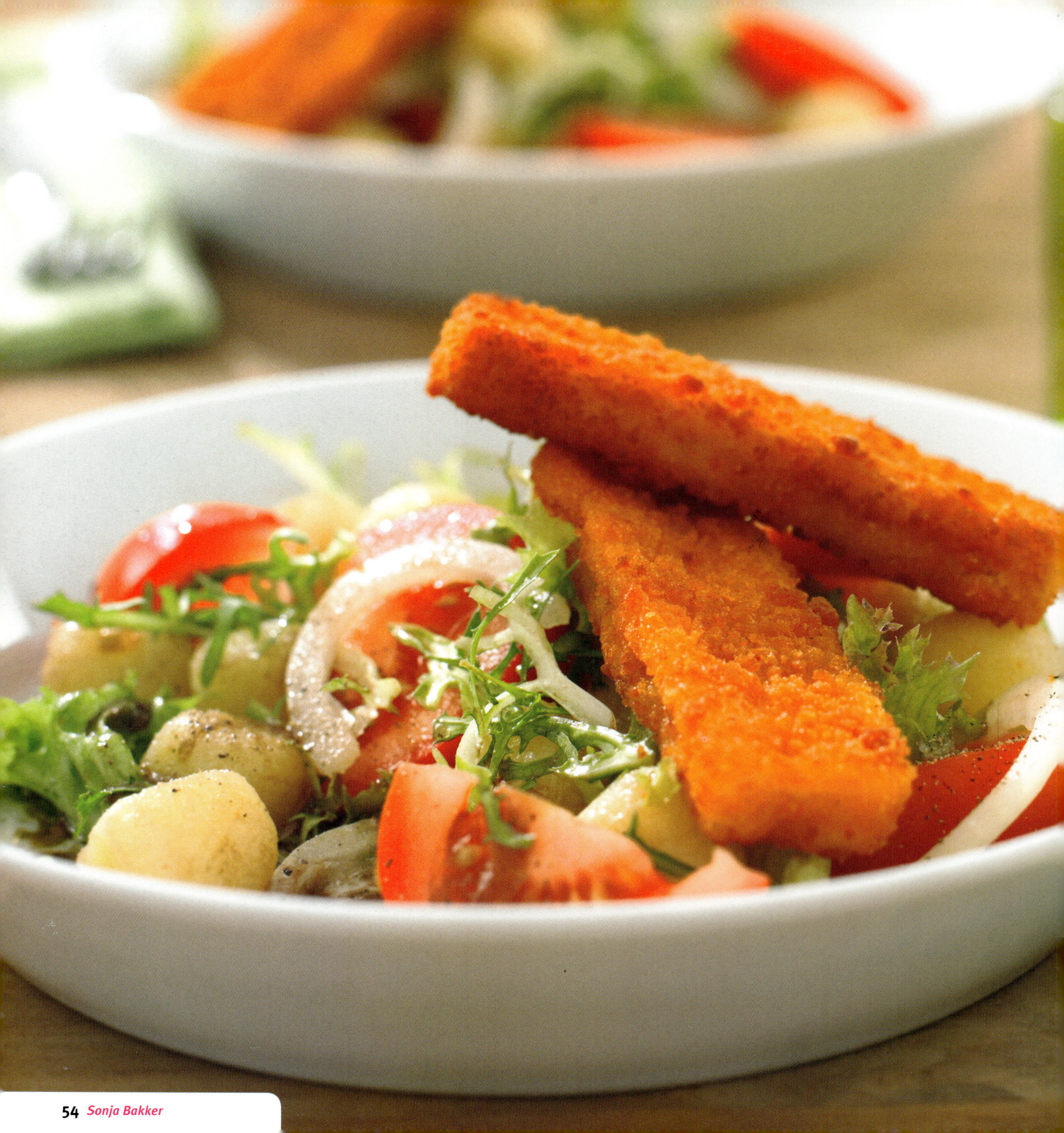

Rezept der Woche

Kartoffelsalat mit Fischstäbchen

für 4 Personen

Zutaten

350 Gramm kleine Kartoffeln
1 Esslöffel Olivenöl
200 Gramm klein geschnittener Friséesalat
2 Frühlingszwiebeln
2 Tomaten
8 Fischstäbchen

Dressing
3 Esslöffel Olivenöl
3 Esslöffel Balsamico-Essig
3 Teelöffel Senf
Salz und Pfeffer
je nach Geschmack

Zubereitung

Die Kartoffeln schälen und in Salzwasser gar kochen, abschütten und abkühlen lassen. Die Zwiebeln waschen und in Ringe schneiden. Die Tomaten waschen und schneiden. Das Dressing anrühren.

Das Dressing zusammen mit den in Scheiben geschnittenen Kartoffeln, den Tomaten und den Frühlingszwiebeln unter den Friséesalat heben. Das Öl in einer Pfanne mit Antihaftbeschichtung erhitzen und die Fischstäbchen goldbraun braten.
Auf 4 Tellern anrichten - guten Appetit!

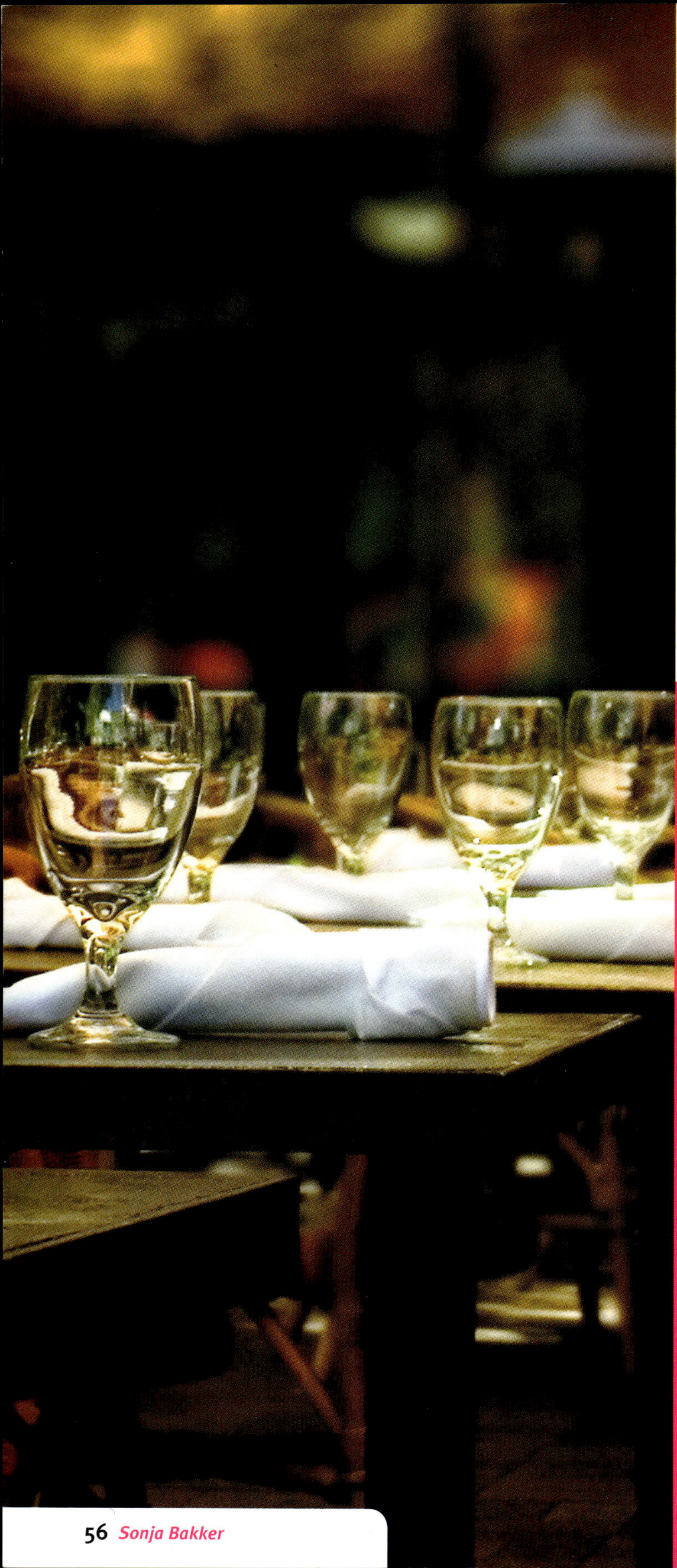

Thema:

Jeder so, wie er mag!

Viele Menschen versuchen abzunehmen und jeder macht es auf seine eigene Art und Weise. Vielleicht kennen Sie jemanden, der nur noch Rohkost isst. Oder jemanden, der sich nur noch von Mahlzeitdrinks ernährt. Andere wiederum treiben täglich vier Stunden Sport oder zählen den ganzen Tag Punkte und Kalorien. Lassen Sie sich nicht beirren. Gehen Sie Ihren eigenen Weg. Versuchen Sie, der Ernährung in Ihrem Leben einen angemessenen Stellenwert einzuräumen. Ich kann Ihnen versichern, nach diesen neun Wochen werden Sie anders über eine gesunde Ernährung denken.

Fragen der Woche

Kann man während der Diät auch essen gehen?

Es ist durchaus möglich, essen zu gehen, ohne viel zu viel, zu fett oder zu süß essen zu müssen. Hier ein paar Tipps:

- Wählen Sie vorab eine klare Suppe, eine Bouillon oder einen grünen Salat mit Fisch oder magerem Fleisch. Achtung vor fetten Soßen. Fragen Sie bei einem Krabbencocktail, ob man Ihnen die Soße separat servieren kann. Essen Sie zum Baguette nicht zu viel Kräuterbutter, die macht nämlich wirklich dick.
- Wählen Sie als Hauptgericht mageres Fleisch, zum Beispiel Steak, Schweinefilet, oder Kalbsmedaillon. Oder Fisch, wie zum Beispiel Seezunge, Lachs oder Forelle. Gegrilltes ist mager, panierte Gerichte sind sehr fett. Auch Soßen enthalten oft viel Fett. Lassen Sie die Soße separat servieren, so können Sie selber bestimmen, wie viel Sie nehmen. Gemüse ist immer erlaubt, vorzugsweise ohne Käse oder Speck. Nehmen Sie nur ein paar Pommes Frites oder wählen Sie Nudeln, Reis oder gekochte (Pell-)Kartoffeln.

- Trinken Sie wegen der Kalorien nicht zu viel Alkohol. Beschränken Sie sich auf ein Glas zum Essen, und trinken Sie dazu (Mineral-) Wasser.
- Nachspeisen wie Eis, Pudding, Mousse au chocolat und Zimtparfait enthalten Unmengen an Kalorien, manchmal genauso viele wie der Hauptgang. Bestellen Sie lieber einen Obstsalat oder vielleicht einen Cappuccino. Sollten Sie trotzdem dem Wunsch nach einem Nachtisch erliegen, teilen Sie sich die Nachspeise dann zu zweit. Und lassen Sie die Sahne weg.

Tipp: Wenn Sie wissen, daß Sie essen gehen werden, ersetzen Sie Ihre Zwischenmahlzeit durch Obst, und legen Sie am nächsten Tag einen Obsttag ein (siehe Kapitel 7).

Was kann ich beim Grillen essen?
Nehmen Sie nach Möglichkeit 3 Geflügelspieße und 2 Hacksteaks und einen leckeren grünen Salat. Dazu können Sie sich ungefähr sechs Scheiben Baguette gönnen. Wählen Sie rote Soßen: Ketchup, Grill- oder Chilisoße.

Nehme ich noch mehr ab, wenn ich morgens das Frühstück weglasse?
Mit einem guten Frühstück kommt der Stoffwechsel auf Trab. Das ist sehr wichtig, wenn Sie die überflüssigen Kilos loswerden wollen. Zudem vermeiden Sie auf diese Weise, dass Sie gegen zehn Uhr morgens Hunger bekommen und womöglich anfangen zu naschen. Es ist übrigens auch sehr wichtig, abends nicht zu spät zu essen, denn am Abend verbrennt der Körper die wenigsten Kalorien.

Kuchen	**Kcal**
Amerikaner, 1 Stück	220
Baumkuchen, 1 Stück, 100 Gramm	430
Berliner, 1 Stück, 60 Gramm	190
Bienenstich, 1 Stück, 75 Gramm	215
Buttercremetorte, 1 Stück, 120 Gramm	610
Donauwelle, 1 Stück, 100 Gramm	310
Mohnkuchen, 1 Stück, 100 Gramm	355
Nusstorte, 1 Stück, 100 Gramm	420
Obstkuchen, 1 Stück, 100 Gramm	170
Sachertorte, 1 Stück, 100 Gramm	365

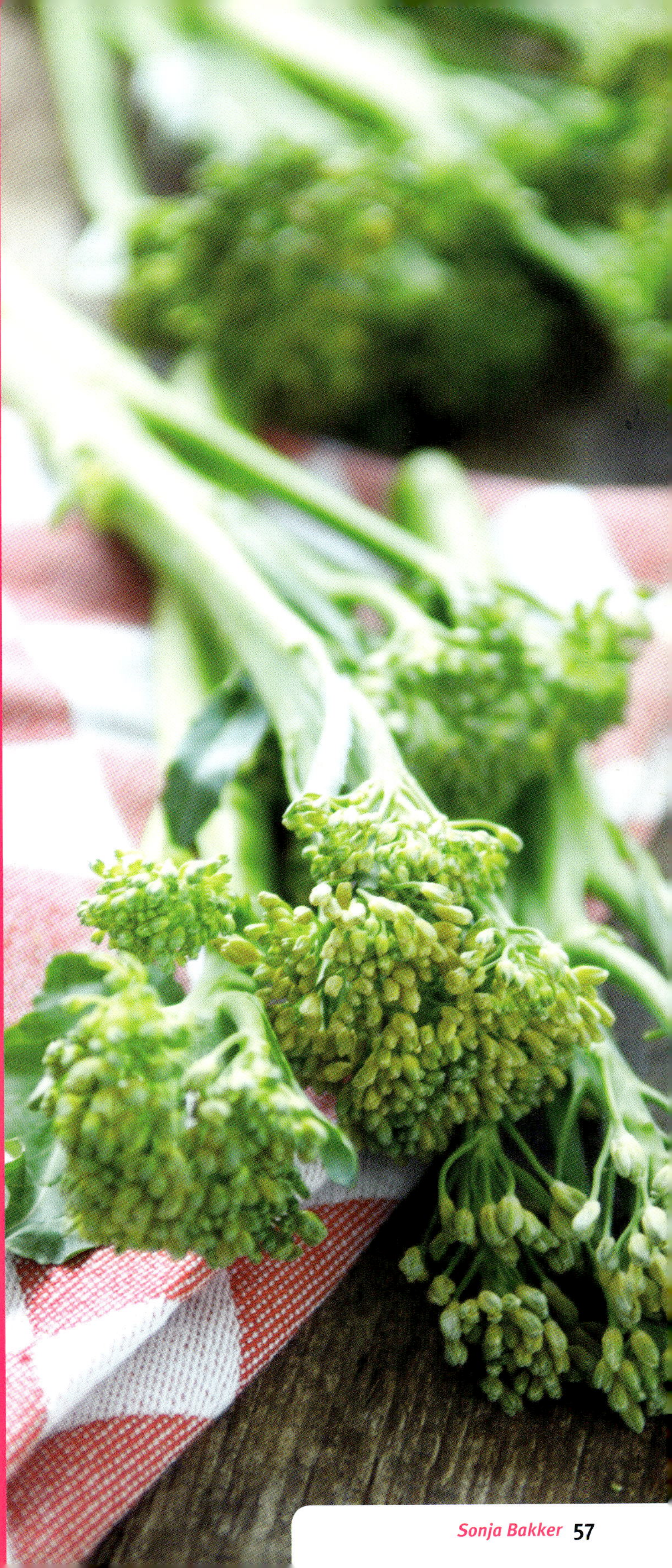

KAPITEL 7

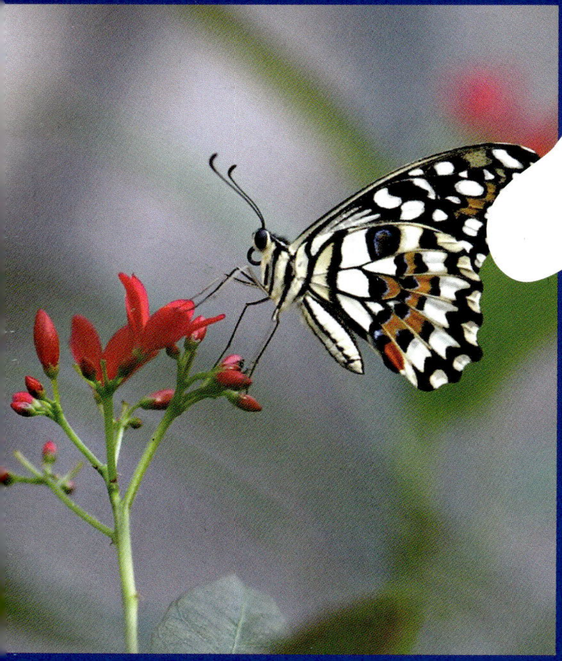

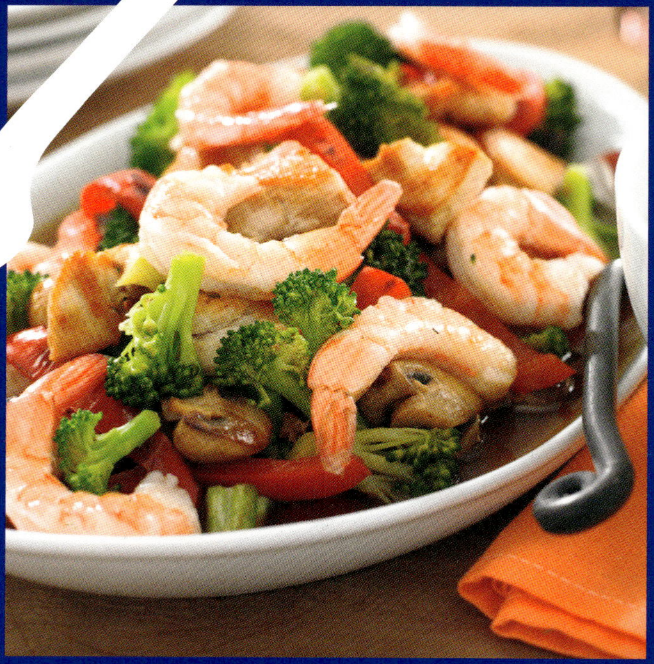

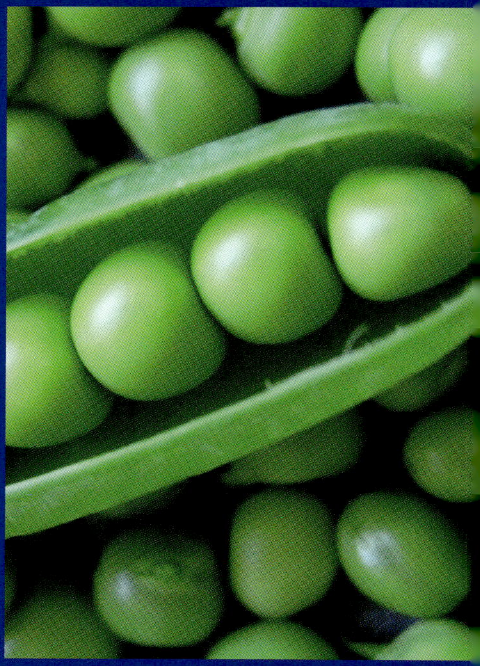

„Nicht der Wind bestimmt den Kurs, sondern der Kapitän“

Ein Beispiel aus meiner Praxis

Grapefruitsaft, warum zu viel nicht gut ist ~ *Angelika*

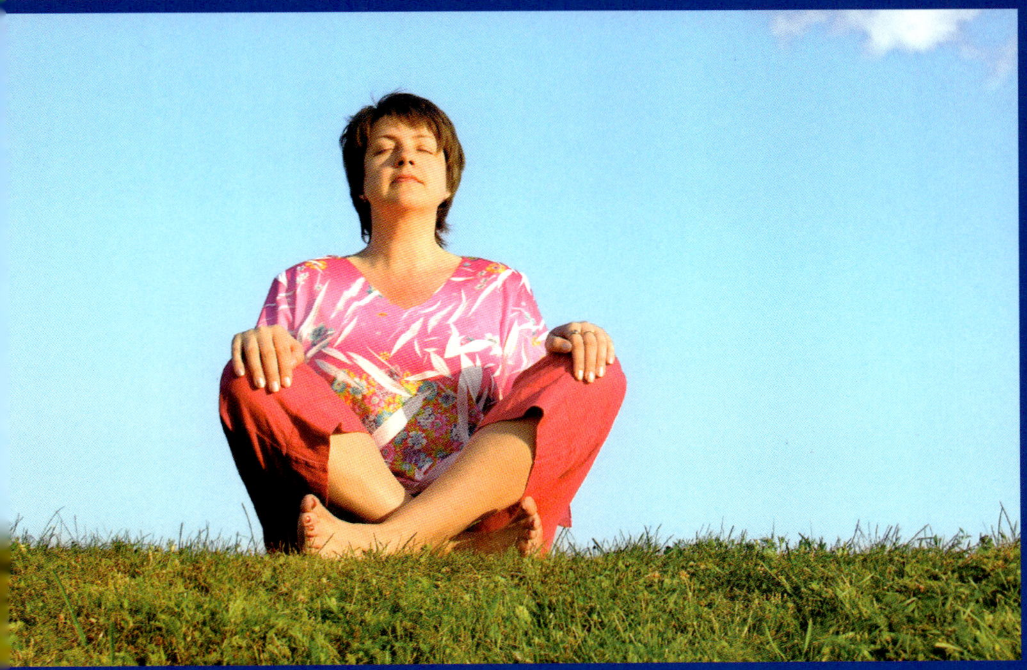

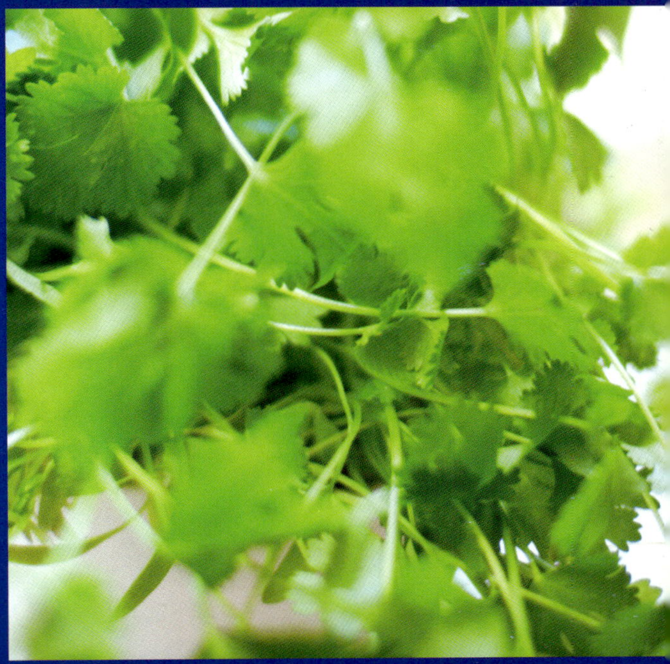

Angelika hatte bereits sieben Kilo abgenommen, doch die letzten Kilos wollten einfach nicht runter. Sie war sehr motiviert und verstand überhaupt nicht, warum es nicht mehr weiterging. An der Bewegung konnte es nicht liegen. Angelika war jeden Tag ungefähr eine Stunde aktiv und befolgte das Wochenmenü treu.

Wasser hingegen mochte sie überhaupt nicht und trank deswegen viel Kräutertee. Nach einer Viertelstunde erfuhr ich dann, dass sie in letzter Zeit öfter Grapefruitsaft getrunken hatte. Jetzt wurde es für mich interessant. Voller Begeisterung berichtete Angelika, jeden Tag einen Liter Grapefruitsaft zu trinken.

Grapefruitsaft enthält viel Zucker. Ein Liter enthält durchschnittlich 450 Kilokalorien. Kommt dies zum üblichen Tagesmenü dazu, nehmen Sie eine Menge extra Kalorien zu sich. Angelika war sprachlos und trank ab sofort nur noch selten Grapefruitsaft. Das Ergebnis konnte sich sehen lassen: Innerhalb von drei Wochen nahm sie noch einmal fünf Kilo ab. Und natürlich muss sie nicht gänzlich auf Grapefruitsaft verzichten, ab und an ein Glas ist kein Problem, solange es bei einem bleibt.

6. Wochenmenü

FRAU

Da Obst so gesund und gut für die schlanke Linie ist, habe ich für Sie in dieser Woche einen Obsttag eingeplant. Der Montag eignet sich bestens für einen Obsttag, da man am Wochenende gerne mal ein wenig über die Stränge schlägt.

Montag

Frühstück: 1 Glas Orangensaft – **Zwischendurch:** 1 Kiwi – **Mittagessen:** 1 Apfel, 1 Banane, Weintrauben, 1 Glas Orangensaft – **Zwischendurch:** 1 Birne – **Abendessen:** 250 Gramm frisches Gemüse nach Wahl (z. B. Broccoli, Blumenkohl, Weißkohl, Möhren, Zwiebeln, Porree, Paprika und Zucchini) und dazu 75 Gramm Rinderfilet – **Abends:** 1 Glas Orangensaft

Dienstag

Frühstück: 250 Gramm Quark Magerstufe mit 3 Esslöffeln Kellogg's Special K oder Müsli – **Zwischendurch:** 2 Pflaumen – **Mittagessen:** 3 Scheiben Knäckebrot mit halbfetter Margarine, 2 x mit Honig, 1 x mit Putenbrustfilet, 1 Glas Orangensaft – **Zwischendurch:** 1 Müsli-Riegel – **Abendessen:** 125 Gramm gekochte Kartoffeln, 200 Gramm Möhren oder Rote Beete, 1 Schöpflöffel fettarme Soße, 75 Gramm Frikadelle (Rinderhackfleisch), 1 kleine Schale Rohkostsalat mit Joghurtdressing – **Abends:** Hart bleiben!

Mittwoch

Frühstück: 1 Rosinenbrötchen und 1 Birne – **Zwischendurch:** 1 Glas Diät-Joghurtdrink oder 1 Glas fettarme Milch – **Mittagessen:** 1 Mehrkornbrötchen mit halbfetter Margarine und 1 Scheibe fettarmem Käse, 1 Orange – **Zwischendurch:** 1 Müsli-Riegel – **Abendessen:** 225 Gramm Reis mit frischem Gemüse nach Wahl (Weißkohl, Möhren, Zwiebeln, Porree, Paprika und Zucchini, klein geschnitten) und 75 Gramm Putenbrustwürfel, Rohkostsalat mit Joghurtdressing oder Chop Suey (siehe Rezept) – **Abends:** 1 Stück Honigkuchen

Donnerstag

Frühstück: 1 Glas Trinkfrühstück (z. B. Schwartau Fruit2day oder Milram Vitality Frucht Drink) oder 2 Äpfel – **Zwischendurch:** Weintrauben – **Mittagessen:** 1 Mehrkornbrötchen mit einer Scheibe gekochtem Schinken, 1 Scheibe fettarmem Käse, Tomate und Gurke, 1 Heiße Tasse oder 1 Tasse Bouillon, 1 Apfel – **Zwischendurch:** 1 Glas fettarme Milch – **Abendessen:** 125 Gramm gekochte Kartoffeln, 200 Gramm Blumenkohl, 1 Schöpflöffel fettarme Soße, 100 Gramm Schollenfilet, 1 kleine Schale Rohkostsalat mit Joghurtdressing – **Abends:** 2 Vollkornkekse

Freitag

Frühstück: 1 Glas Trinkfrühstück (z. B. Schwartau Fruit2day oder Milram Vitality Frucht Drink) oder 1 Banane und 1 Kiwi – **Zwischendurch:** 1 Glas Orangensaft – **Mittagessen:** 2 Scheiben Vollkornbrot mit halbfetter Margarine, 1 x mit Teewurst, 1 x mit Schmelzkäse Halbfettstufe, 1 Glas Diät-Joghurtdrink – **Zwischendurch:** 1 Stück Honigkuchen mit halbfetter Margarine – **Abendessen:** 125 Gramm gekochte Kartoffeln, 200 Gramm Schnittbohnen, 75 Gramm Rindfleisch, 1 Schöpflöffel fettarme Soße, 1 kleine Schale Rohkostsalat mit Joghurtdressing – **Abends:** 30 Gramm Reiswaffel-Snack

Samstag

Frühstück: 1 Schinken/Käse-Toast – **Zwischendurch:** 1 Glas fettarme Milch – **Mittagessen:** 250 Gramm fettarmer Joghurt mit 3 Esslöffeln Müsli oder Kellogg's Special K, 1 Banane – **Zwischendurch:** 1 Stück Honigkuchen – **Abendessen:** 225 Gramm Backofen Pommes frites, Rohkostsalat mit Joghurtdressing – **Abends:** 1 Frischei-Waffel

Sonntag

Frühstück: 1 Scheibe Vollkornbrot mit halbfetter Margarine und 1 Scheibe rohem Schinken (ohne Fettrand), 1 Glas Orangensaft – **Zwischendurch:** 2 Pflaumen – **Mittagessen:** 1 Rosinenbrötchen mit halbfetter Margarine und 250 Gramm fettarmer Joghurt – **Zwischendurch:** 1 Butterkeks – **Abendessen:** 225 Gramm Spaghetti mit 75 Gramm Rinderhackfleisch, 1 kleine Schale Rohkostsalat mit Joghurtdressing – **Abends:** 1 Glas Rotwein oder 1 Glas Orangensaft

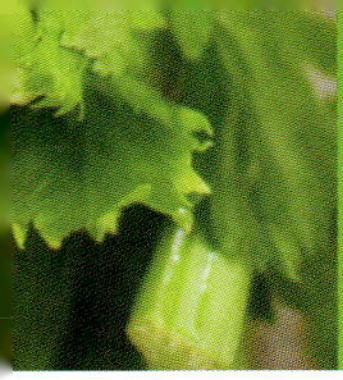

MANN

Montag

Frühstück: 1 Banane, 1 Glas Orangensaft – **Zwischendurch:** 2 Äpfel – **Mittagessen:** 1 Apfel, 1 Banane, Weintrauben, 1 Glas Orangensaft – **Zwischendurch:** 1 Birne – **Abendessen:** 250 Gramm frisches Gemüse nach Wahl (z. B. Broccoli, Blumenkohl, Weißkohl, Möhren, Zwiebeln, Porree, Paprika und Zucchini) und dazu 75 Gramm Rinderfilet – **Abends:** 1 Glas Orangensaft, Weintrauben

Dienstag

Frühstück: 250 Gramm Quark Magerstufe mit 3 Esslöffeln Kellogg's Special K oder Müsli – **Zwischendurch:** 2 Pflaumen – **Mittagessen:** 3 Scheiben Knäckebrot mit halbfetter Margarine, 2 x mit Honig, 1 x mit Putenbrustfilet, 1 Glas Orangensaft – **Zwischendurch:** 1 Müsli-Riegel – **Abendessen:** 150 Gramm gekochte Kartoffeln, 200 Gramm Möhren oder Rote Beete, 1 Schöpflöffel fettarme Soße, 75 Gramm Frikadelle, 1 kleine Schale Rohkostsalat mit Joghurtdressing – **Abends:** Hart bleiben!

Mittwoch

Frühstück: 1 Rosinenbrötchen und 1 Birne – **Zwischendurch:** 1 Glas Diät-Joghurtdrink oder 1 Glas fettarme Milch – **Mittagessen:** 1 Mehrkornbrötchen mit halbfetter Margarine und 1 Scheibe fettarmem Käse, 1 Orange – **Zwischendurch:** 1 Müsli-Riegel – **Abendessen:** 250 Gramm Reis mit frischem Gemüse nach Wahl (Weißkohl, Möhren, Zwiebeln, Porree, Paprika und Zucchini, klein geschnitten) und 75 Gramm Putenbrustwürfel, Rohkostsalat mit Joghurtdressing oder Chop Suey (siehe Rezept) – **Abends:** 1 Stück Honigkuchen

Donnerstag

Frühstück: 1 Glas Trinkfrühstück (z. B. Schwartau Fruit2day oder Milram Vitality Frucht Drink) oder 2 Äpfel – **Zwischendurch:** Weintrauben – **Mittagessen:** 1 Mehrkornbrötchen mit 1 Scheibe gekochtem Schinken, 1 Scheibe fettarmem Käse, Tomate und Gurke, 1 Heiße Tasse oder eine Tasse Bouillon, 1 Apfel – **Zwischendurch:** 1 Glas fettarme Milch – **Abendessen:** 150 Gramm gekochte Kartoffeln, 200 Gramm Blumenkohl, 1 Schöpflöffel fettarme Soße, 100 Gramm Schollenfilet, 1 kleine Schale Rohkostsalat mit Joghurtdressing – **Abends:** 2 Vollkornkekse

Freitag

Frühstück: 1 Glas Trinkfrühstück (z. B. Schwartau Fruit2day oder Milram Vitality Frucht Drink) oder 1 Banane und 1 Kiwi – **Zwischendurch:** 1 Glas Orangensaft – **Mittagessen:** 2 Scheiben Vollkornbrot mit halbfetter Margarine, 1 x mit Teewurst, 1 x mit Schmelzkäse Halbfettstufe, 1 Glas Diät-Joghurtdrink – **Zwischendurch:** 1 Stück Honigkuchen – **Abendessen:** 150 Gramm gekochte Kartoffeln, 200 Gramm Schnittbohnen, 75 Gramm Rindfleisch, 1 Schöpflöffel fettarme Soße, 1 kleine Schale Rohkostsalat mit Joghurtdressing – **Abends:** 30 Gramm Reiswaffel-Snack

Samstag

Frühstück: 1 Schinken/Käse-Toast – **Zwischendurch:** 1 Glas fettarme Milch – **Mittagessen:** 250 Gramm fettarmer Joghurt mit 3 Esslöffeln Müsli oder Kellogg's Special K, 1 Banane – **Zwischendurch:** 1 Stück Honigkuchen mit halbfetter Margarine – **Abendessen:** 225 Gramm Backofen Pommes frites, Rohkostsalat mit Joghurtdressing – **Abends:** 1 Frischei-Waffel

Sonntag

Frühstück: 1 Scheibe Vollkornbrot mit halbfetter Margarine und 1 Scheibe rohem Schinken (ohne Fettrand), 1 Glas Orangensaft – **Zwischendurch:** 2 Pflaumen – **Mittagessen:** 1 Rosinenbrötchen mit halbfetter Margarine und 250 Gramm fettarmer Joghurt – **Zwischendurch:** 1 Butterkeks – **Abendessen:** 225 Gramm Spaghetti mit 75 Gramm Rinderhackfleisch, 1 kleine Schale Rohkostsalat mit Joghurtdressing – **Abends:** 1 Glas Rotwein oder 1 Glas Orangensaft

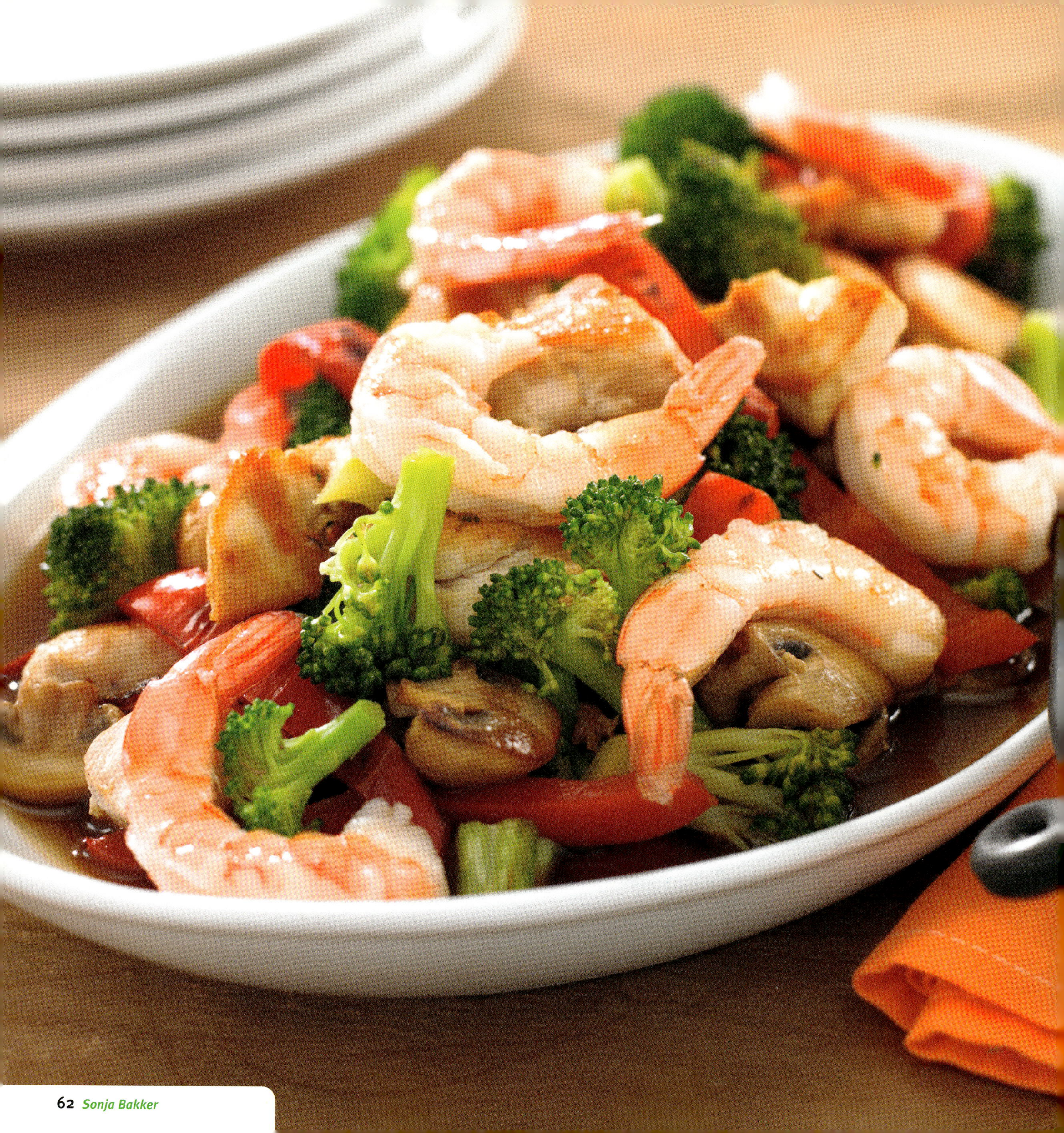

Rezept der Woche

Chop Suey mit Huhn und Garnelen

für 4 Personen

Zutaten

300 Gramm Naturreis
2 Zwiebeln
300 Gramm Broccoli
2 rote Paprika
300 Gramm Hähnchenbrustfilet
2 Esslöffel Olivenöl
100 ml Bouillon
300 Gramm Champignons
200 Gramm Garnelen

Zubereitung

Den Reis gemäß Rezept auf der Verpackung kochen. Die Zwiebeln säubern, klein schneiden. Den Broccoli in kleine Röschen aufteilen. Die Paprika waschen und in Streifen schneiden. Das Hähnchenbrustfilet würfeln. In einer Pfanne Öl erhitzen und die Zwiebeln 1 Minute andünsten. Das Hähnchenfleisch hinzufügen und unter Rühren ca. 5 Minuten braten. Den Broccoli und die Paprika hinzufügen und noch 4 Minuten mitdünsten. Die Bouillon hinzugießen, alles (mit Deckel) ungefähr 4 Minuten schmoren lassen. Die Champignons hineingeben und unter Rühren noch 3 Minuten kochen. Die Garnelen darüber verteilen und direkt mit dem Reis servieren.

Lecker und einfach zuzubereiten!

Thema:

Obst

Uns allen kann es passieren, dass wir mit dem Essen ein wenig übertrieben und letztendlich deutlich mehr als geplant verspeist haben. Beim einen passiert es am Wochenende, beim anderen nach dem Abendessen. Um den Körper zu reinigen, ist ein reiner Obsttag empfehlenswert. Meinen Kunden rate ich, einmal pro Woche einen Obsttag einzulegen. Obst gibt dem Körper neue Energie und reinigt ihn von Giftstoffen. Mit einem Glas Fruchtsaft auf nüchternen Magen bekommen Sie einen wichtigen Energieschub.

Wie funktioniert ein Obsttag?

Sie dürfen den ganzen Tag so viel Obst essen und Fruchtsäfte trinken, wie Sie wollen. Sie müssen sich allerdings strikt an Obst halten. Essen Sie keinen Kräcker und kein noch so kleines Stückchen Käse.

- Beginnen Sie den Tag mit einem Glas frisch gepressten Fruchtsaft auf nüchternen Magen.
- Sorgen Sie für eine gut gefüllte und abwechslungsreiche Obstschale, nach Möglichkeit mit Obst der Saison.
- Beschäftigen Sie sich den ganzen Tag, sowohl körperlich als auch geistig. Auf diese Weise denken Sie nicht die ganze Zeit ans Essen.
- Abends können Sie so viel Obstsalat essen wie Sie möchten.
- Wird Ihnen flau im Magen? Dann trinken Sie eine Tasse klare Brühe.

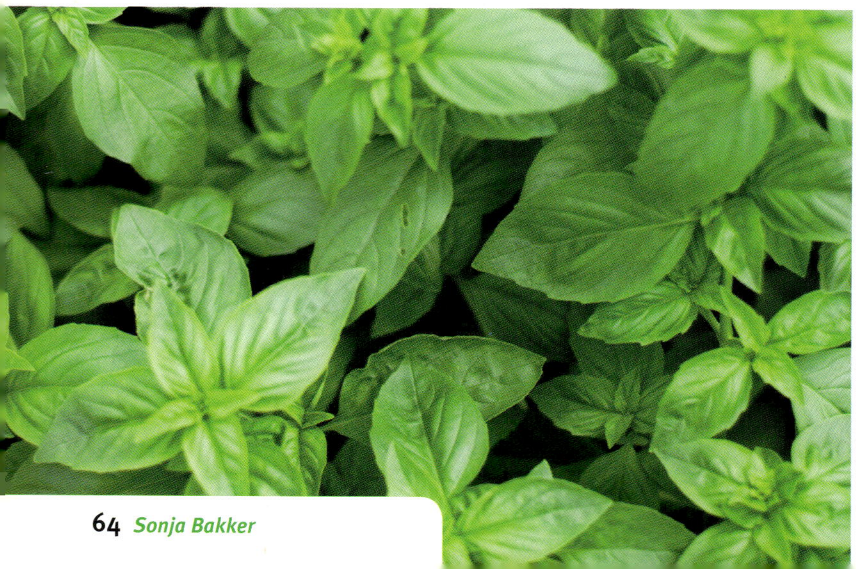

Obstsorten

Ananas (100 Gramm enthält 50 Kilokalorien)
Außer Vitaminen und Mineralstoffen enthalten Ananas Bromelin, ein Enzym, das die Verdauung anregt. Wenn Sie Fleisch oder Eier essen, können Sie eine halbe Stunde vorher ein Glas Ananassaft trinken. Das Enzym hilft, die tierischen Säuren abzubauen und erleichtert die Verdauung.

Äpfel (ein Apfel von zirka 120 Gramm enthält 67 Kilokalorien)
Äpfel enthalten sehr viel Pektin. Dieser Stoff hat eine entgiftende Wirkung und stimuliert die Magen- und Darmaktivität. Kalium und Phosphor in Äpfeln fördern die Nierenfunktion, der enthaltene natürliche Zucker produziert Säuren, die den Speichelfluss und die Verdauung anregen.

Trauben (10 Stück enthalten 40 Kilokalorien)
Trauben senken einen zu hohen Säuregrad im Körper und stimulieren die Nierenfunktion und den Herzschlag. Sie fördern die Verdauung, reinigen die Leber und entfernen Harnsäure aus dem Körper. Zudem wirken Sie beruhigend auf das Nervensystem und stärken die Muskeln.

Grapefruits (enthalten 74 Kilokalorien pro Stück)
Rote Grapefruits sind süßer als gelbe Grapefruits. Beide Sorten haben sehr viel Vitamin C und Mineralstoffe. Grapefruits stimulieren die Verdauungssäfte, beugen Erkältungen vor und verhindern Zahnfleischbluten.

Kiwis (enthalten nur 28 Kilokalorien pro Stück)
Kiwis sind reich an Vitaminen (sehr viel Vitamin C!). Wer gesund leben will, sollte viele Kiwis essen. Kiwis verschreibe ich Menschen mit unregelmäßigem Stuhlgang. Drei Kiwis auf nüchternen Magen: Resultat garantiert!

Bananen (enthalten 125 Kilokalorien pro Stück)
Bananen besitzen sehr viel Kalium, ein wichtiger Mineralstoff für das Muskel- und Nervensystem. Kalium hilft auch bei der

Regulierung eines zu hohen Blutdrucks. Bananen enthalten sowohl frisch als auch getrocknet sehr viel Fruchtzucker, der sehr schnell über das Blut aufgenommen wird. Deswegen essen übrigens viele Athleten, vor allem Tennisspieler, oft vor oder während eines Turniers Bananen.

Melonen (120 Gramm Melone enthält 43 Kilokalorien)
Melonen fördern die Urinproduktion, wichtig für Menschen mit Nierenproblemen. Melonen unterstützen den Körper bei der Entgiftung.

Birnen (enthalten 50 Kilokalorien pro Stück)
Birnen sind, mehr noch als Äpfel, eine gute Pektinquelle und eine wichtige Hilfe bei der Verdauung und der Entgiftung des Körpers.

Orangen (enthalten 46 Kilokalorien pro Stück)
Der süße Orangensaft enthält sehr viele Vitamine des B-Komplexes sowie Vitamin C, Phosphor, Zink und Fruchtzucker. Orangen beugen Erkältungen vor und enthalten Stoffe, die die Blutgefäße stärken. Gut für Menschen mit einem schwachen Herzen.

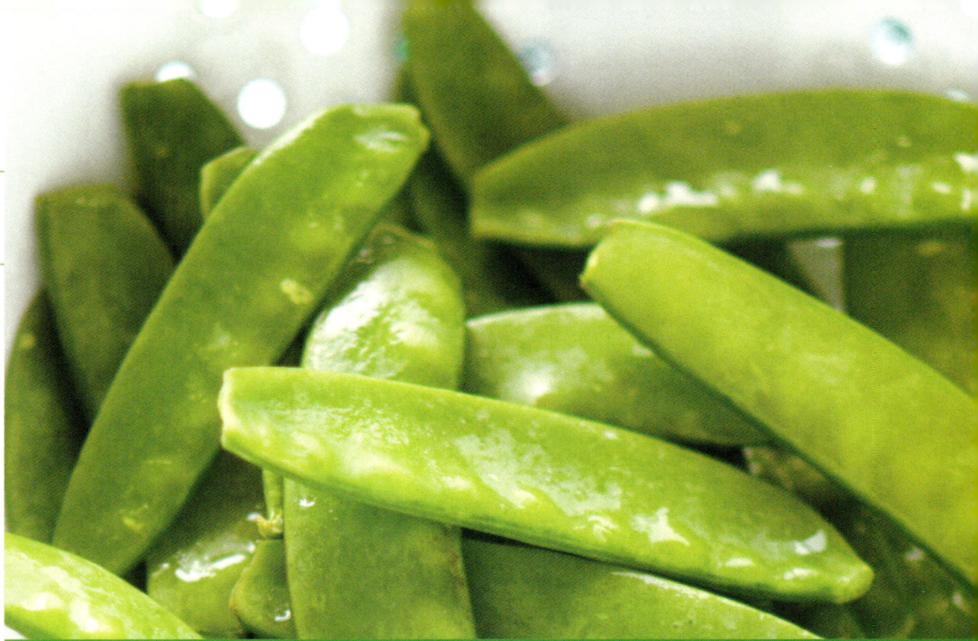

Fragen der Woche

Worauf muss ich bei einer Soße achten? Am meisten mag ich den vollen Geschmack von Mayonnaise.

Mayonnaise ist sehr fett. Nehmen Sie lieber joghurthaltige Mayonnaise (oder mischen Sie 1/3 Mayonnaise mit 2/3 Joghurt). Noch besser: Verwenden Sie eine rote Soße, z. B. Ketchup. Dadurch können Sie viele Kalorien einsparen.

Sind gesunde Lebensmittel teurer?
Im Gegenteil: Gesunde Lebensmittel können sogar günstiger sein als eine schlechte Ernährung. Frische Produkte sind günstiger als verarbeitete Produkte oder Fertiggerichte. Das größere Problem besteht jedoch darin, sich mehrere Male in der Woche frische Lebensmittel zu beschaffen. Ein Gefrierschrank kann hier sehr hilfreich sein. Kochen Sie einen großen Gemüseeintopf und frieren Sie diesen in Portionen ein, sodass Sie immer eine nahrhafte Mahlzeit im Haus haben. Auch Reis können Sie in einer größeren Menge zubereiten und einfrieren.

KAPITEL

8

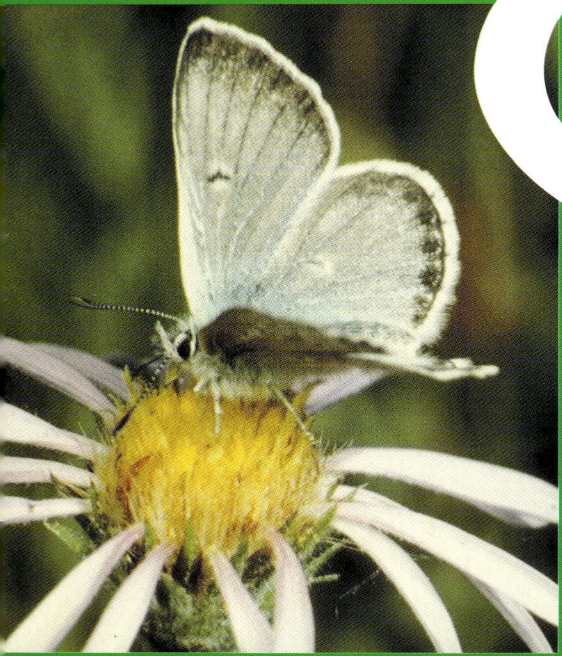
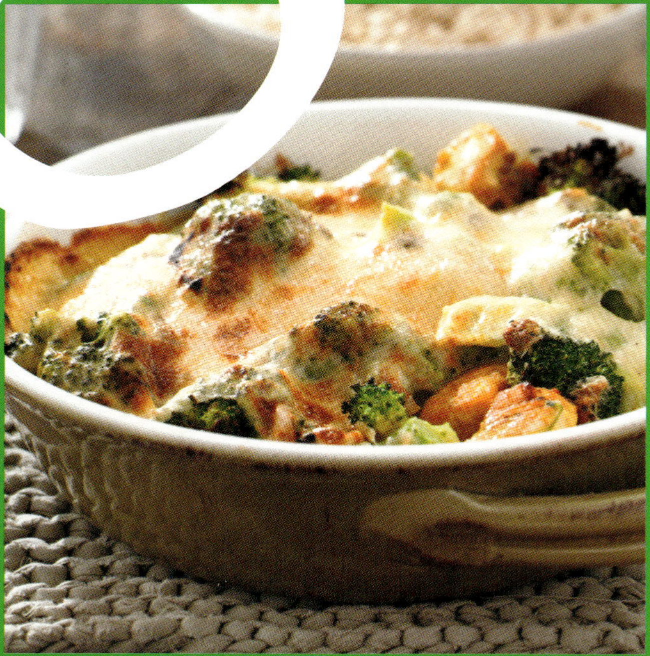
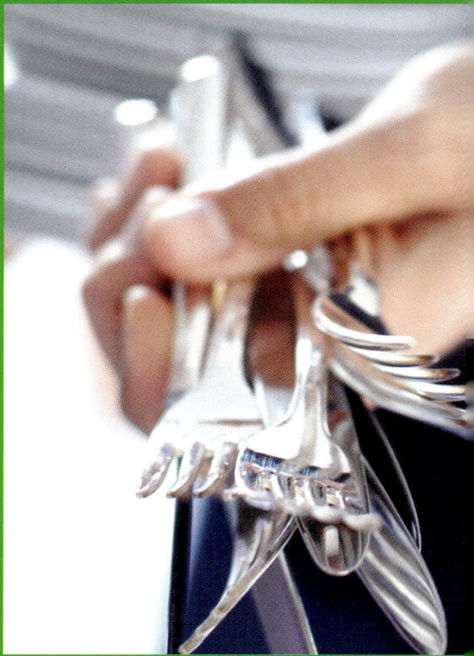

„Ohne Begeisterung wird alles zum Misserfolg"

Ein Beispiel aus meiner Praxis

Verantwortungsbewusst abnehmen ~ *Karin*

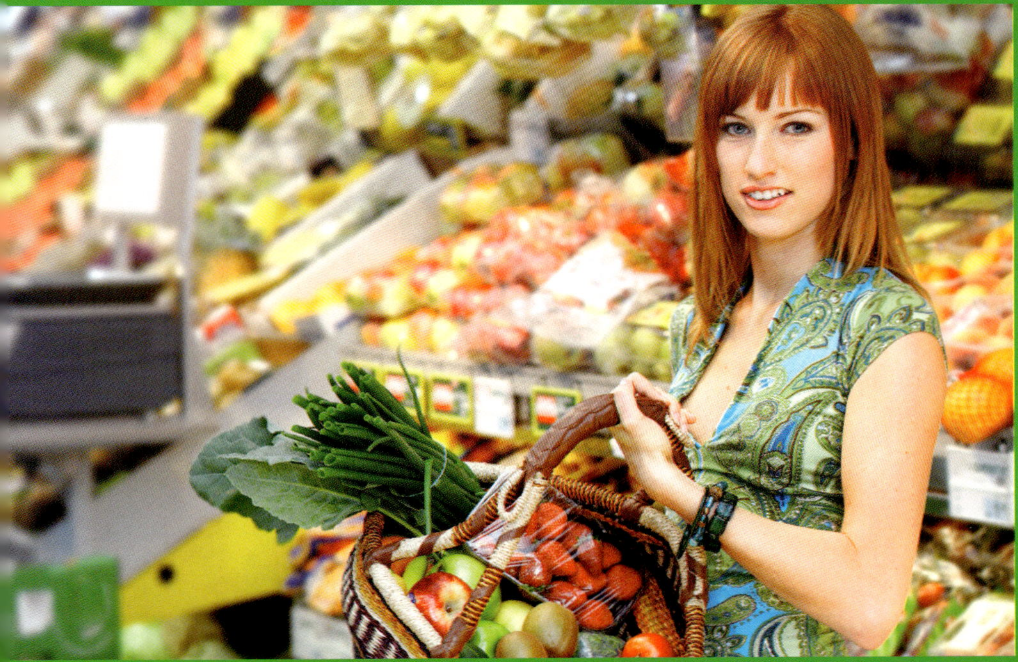

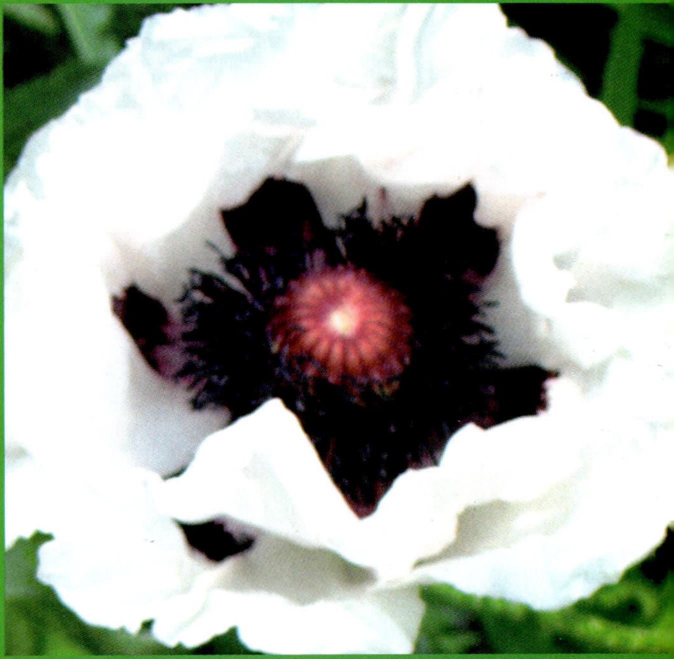

Karin, eine junge Dame Ende 20, kam zu mir in die Praxis. Sie sah gut aus, war vornehm gekleidet und gepflegt. Die Waage zeigte jedoch deutlich, dass sie zu schwer war. Karin war bereit, alles zu tun, um 10 Kilo abzunehmen. In einem Monat stand ihre Hochzeit vor der Tür. Ich erklärte ihr, dass ein Gewichtsverlust von zehn Kilo in nur einem Monat auf Kosten ihrer Gesundheit gehe. Sie sah ihren Traum zerplatzen und holte eine Packung mit Pillen aus ihrer Tasche. War das ihre Rettung? Als ich die Angaben auf dem Etikett sah, verschlug es mir fast die Sprache. Dieses Mittel war nicht einmal registriert und durfte überhaupt nicht verkauft werden. Karin begriff, dass Pillenschlucken keine Lösung sein konnte.

Verantwortungsbewusst abnehmen: Auch in ihrem Fall hieß das, sich mit Hilfe meiner Wochenmenüs gesund zu ernähren. Sie hatte da so ihre Zweifel. Als ich ihr erklärte, dass es realistisch sei, mit viel Mühe und Sport sechs Kilo in einem Monat abzunehmen, fand sie ihr Lachen wieder und war bereit, nun alles zu geben. An ihrem Hochzeitstag war sie tatsächlich sechs Kilo leichter und strahlte übers ganze Gesicht. Inzwischen hat sie 12 Kilo abgenommen.

7. Wochenmenü

FRAU

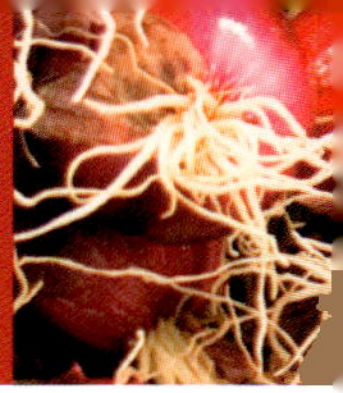

Ich würde gerne wissen, wie sich Ihre körperliche Bewegung und Ernährung verändert hat. Wenn Sie auf die vergangenen Wochen zurückblicken: Sind Sie mit dem Ergebnis zufrieden? Schreiben Sie ab jetzt jede Woche Ihr Wochenziel auf. Zum Beispiel: Täglich zwanzig Minuten wandern und nichts außer dem Erlaubten essen.

Montag

Frühstück: 1 Glas Trinkfrühstück – **Zwischendurch:** 1 Apfel – **Mittagessen:** 2 Scheiben Knäckebrot mit halbfetter Margarine, 1 x Diät-Marmelade, 1 Scheibe fettarmem Käse und 1 Tasse Bouillon – **Zwischendurch:** 1 Stück Honigkuchen oder 1 Müsli-Riegel – **Abendessen:** 225 Gramm Sauerkraut, 125 Gramm Kartoffeln, 75 Gramm Frikadelle (Rinderhackfleisch), 1 Schöpflöffel fettarme Soße, 1 kleine Schale Rohkostsalat mit Joghurtdressing – **Abends:** 250 Gramm Diät-Joghurtdrink

Dienstag

Frühstück: 250 Gramm fettarmer Joghurt – **Zwischendurch:** 1 Kiwi – **Mittagessen:** 3 Reiswaffeln mit halbfetter Margarine, 2 Scheiben gekochtem Schinken, 1 x Schmelzkäse Halbfettstufe, 1 Glas Orangensaft – **Zwischendurch:** 1 Apfel – **Abendessen:** 225 Gramm Glasnudeln oder chinesische Eiernudeln mit Wokgemüse (Weißkohl, Möhren, Zwiebeln, Porree, Paprika und Zucchini, klein geschnitten) und Hähnchenbrustwürfel, 1 kleine Schale Rohkostsalat mit Joghurtdressing – **Abends:** 2 Vollkornkekse

Mittwoch

Frühstück: 1 Knäckebrot mit halbfetter Margarine und Apfelkraut, 1 Glas fettarme Milch oder Diät-Joghurtdrink – **Zwischendurch:** 1 Stück Honigkuchen – **Mittagessen:** 2 Scheiben Knäckebrot mit halbfetter Margarine, 1 Scheibe Hähnchenbrustfilet und Tomate, 1 Scheibe fettarmem Käse und Gurke, 1 Tasse Bouillon – **Zwischendurch:** 1 Birne – **Abendessen:** 125 Gramm gekochte Kartoffeln, 200 Gramm Rotkohl, 75 Gramm Rindfleisch, 1 Schöpflöffel fettarme Soße, 1 kleine Schale Rohkostsalat mit Joghurtdressing – **Abends:** Hart bleiben!

Donnerstag

Frühstück: 1 Rosinenbrötchen mit halbfetter Margarine – **Zwischendurch:** 1 Stück Honigkuchen – **Mittagessen:** 250 Gramm Quark Magerstufe, 1 Banane und 1 Knäckebrot mit Diät-Marmelade – **Zwischendurch:** 1 Tasse warme fettarme Trinkschokolade – **Abendessen:** 125 Gramm Kartoffelpüree, 200 Gramm Blumenkohl, 1 Schöpflöffel fettarme Soße, 75 Gramm Frikadelle (Rinderhackfleisch), 1 kleine Schale Rohkostsalat mit Joghurtdressing – **Abends:** 1 Birne

Freitag

Frühstück: 1 Stück Honigkuchen mit halbfetter Margarine, 1 Glas Orangensaft – **Zwischendurch:** 1 Apfel – **Mittagessen:** 1 Vollkornbrötchen mit Thunfisch oder gekochtem Schinken, 1 Glas fettarme Milch – **Zwischendurch:** 1 Frischei-Waffel – **Abendessen:** 225 Gramm Putenbrustfilet mit Broccoli aus dem Backofen (siehe Rezept), 1 kleine Schale Rohkostsalat mit Joghurtdressing – **Abends:** 1 kleine Handvoll Salzstangen, 1 Glas Rotwein oder 1 Glas Orangensaft

Samstag

Frühstück: 1 Glas Trinkfrühstück – **Zwischendurch:** 1 Apfel oder 1 Kiwi – **Mittagessen:** 250 Gramm Quark Magerstufe, 1 Rosinenbrötchen mit halbfetter Margarine – **Zwischendurch:** 1 Müsli-Riegel – **Abendessen:** 1 Strammer Max mit Roastbeef (2 Mehrkornbrötchen mit 2 Eiern und 2 Scheiben Roastbeef) – **Abends:** 1 Glas Rotwein oder 1 Glas Orangensaft, 1 Schälchen asiatische Reiskräcker (ohne Nüsse)

Sonntag

Frühstück: 2 Scheiben Knäckebrot mit halbfetter Margarine, 1 Scheibe Hähnchenbrustfilet, 1 x Schmelzkäse Halbfettstufe, 1 Glas Orangensaft – **Zwischendurch:** 1 Stück Honigkuchen – **Mittagessen:** 1 Mehrkornbrötchen mit 1 Scheibe fettarmem Käse und 1 Scheibe Ananas – **Zwischendurch:** 1 Kiwi oder 1 Apfel – **Abendessen:** 125 Gramm gekochte Kartoffeln, 200 Gramm Prinzessbohnen, 75 Gramm Putenbrustfilet, 1 Schöpflöffel fettarme Soße, 1 kleine Schale Rohkostsalat mit Joghurtdressing – **Abends:** 250 Gramm fettarmer Joghurt

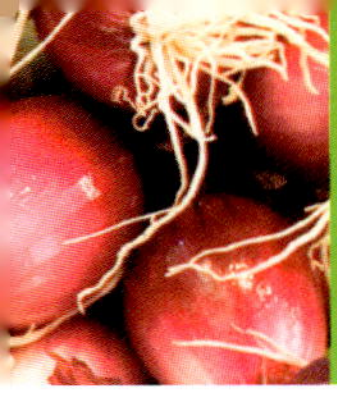

MANN

Montag

Frühstück: 1 Glas Trinkfrühstück oder 1 Rosinenbrötchen – **Zwischendurch:** 1 Apfel – **Mittagessen:** 2 Scheiben Knäckebrot mit halbfetter Margarine, 1 x Diät-Marmelade, 1 Scheibe fettarmem Käse und 1 Tasse Bouillon – **Zwischendurch:** 1 Stück Honigkuchen oder 1 Müsli-Riegel – **Abendessen:** 250 Gramm Sauerkraut, 125 Gramm Kartoffeln, 75 Gramm Frikadelle (Rinderhackfleisch), 1 Schöpflöffel fettarme Soße, 1 kleine Schale Rohkostsalat mit Joghurtdressing – **Abends:** 250 Gramm Diät-Joghurtdrink

Dienstag

Frühstück: 250 Gramm fettarmer Joghurt – **Zwischendurch:** 1 Kiwi – **Mittagessen:** 3 Reiswaffeln mit halbfetter Margarine, 2 Scheiben gekochtem Schinken, 1 x Schmelzkäse Halbfettstufe, 1 Glas Orangensaft – **Zwischendurch:** 1 Apfel – **Abendessen:** 250 Gramm Glasnudeln oder chinesische Eiernudeln mit Wokgemüse (Weißkohl, Möhren, Zwiebeln, Porree, Paprika und Zucchini, klein geschnitten) und Hähnchenbrustwürfel, 1 kleine Schale Rohkostsalat mit Joghurtdressing – **Abends:** 2 Vollkornkekse

Mittwoch

Frühstück: 1 Knäckebrot mit halbfetter Margarine und Apfelkraut, 1 Glas fettarme Milch oder 1 Glas Diät-Joghurtdrink – **Zwischendurch:** 1 Stück Honigkuchen – **Mittagessen:** 2 Scheiben Knäckebrot mit halbfetter Margarine, 1 Scheibe Hähnchenbrustfilet und Tomate, 1 Scheibe fettarmem Käse und Gurke, 1 Tasse Bouillon – **Zwischendurch:** 1 Birne – **Abendessen:** 150 Gramm gekochte Kartoffeln, 200 Gramm Rotkohl, 75 Gramm Rindfleisch, 1 Schöpflöffel fettarme Soße, 1 kleine Schale Rohkostsalat mit Joghurtdressing – **Abends:** Hart bleiben!

Donnerstag

Frühstück: 1 Rosinenbrötchen mit halbfetter Margarine – **Zwischendurch:** 1 Stück Honigkuchen – **Mittagessen:** 250 Gramm Quark Magerstufe, 1 Banane und 1 Knäckebrot mit Diät-Marmelade – **Zwischendurch:** 1 Tasse warme fettarme Trinkschokolade – **Abendessen:** 150 Gramm Kartoffelpüree, 200 Gramm Blumenkohl, 1 Schöpflöffel fettarme Soße, 75 Gramm Frikadelle (Rinderhackfleisch), 1 kleine Schale Rohkostsalat mit Joghurtdressing – **Abends:** 1 Birne

Freitag

Frühstück: 1 Stück Honigkuchen mit halbfetter Margarine, 1 Glas Orangensaft – **Zwischendurch:** 1 Apfel – **Mittagessen:** 1 Vollkornbrötchen mit Thunfisch oder gekochtem Schinken, 1 Glas fettarme Milch – **Zwischendurch:** 1 Frischei-Waffel – **Abendessen:** 250 Gramm Putenbrustfilet mit Broccoli aus dem Backofen (siehe Rezept), 1 kleine Schale Rohkostsalat mit Joghurtdressing – **Abends:** 1 kleine Handvoll Salzstangen, 1 Glas Rotwein oder 1 Glas Orangensaft

Samstag

Frühstück: 1 Glas Trinkfrühstück oder 1 Rosinenbrötchen – **Zwischendurch:** 1 Apfel oder 1 Kiwi – **Mittagessen:** 250 Gramm Quark Magerstufe, 1 Rosinenbrötchen mit halbfetter Margarine – **Zwischendurch:** 1 Müsli-Riegel – **Abendessen:** 1 Strammer Max mit Roastbeef (2 Mehrkornbrötchen mit 2 Eiern und 2 Scheiben Roastbeef) – **Abends:** 1 Glas Rotwein oder 1 Glas Orangensaft, 1 Schälchen asiatische Reiskräcker (ohne Nüsse)

Sonntag

Frühstück: 2 Scheiben Knäckebrot mit halbfetter Margarine, 1 Scheibe Hähnchenbrustfilet, 1 x Schmelzkäse Halbfettstufe, 1 Glas Orangensaft – **Zwischendurch:** 1 Stück Honigkuchen – **Mittagessen:** 1 Vollkornbrötchen mit 1 Scheibe fettarmem Käse und 1 Scheibe Ananas – **Zwischendurch:** 1 Kiwi oder 1 Apfel – **Abendessen:** 150 Gramm gekochte Kartoffeln, 200 Gramm Prinzessbohnen, 75 Gramm Hähnchenbrustfilet, 1 Schöpflöffel fettarme Soße, 1 kleine Schale Rohkostsalat mit Joghurtdressing – **Abends:** 250 Gramm fettarmer Joghurt

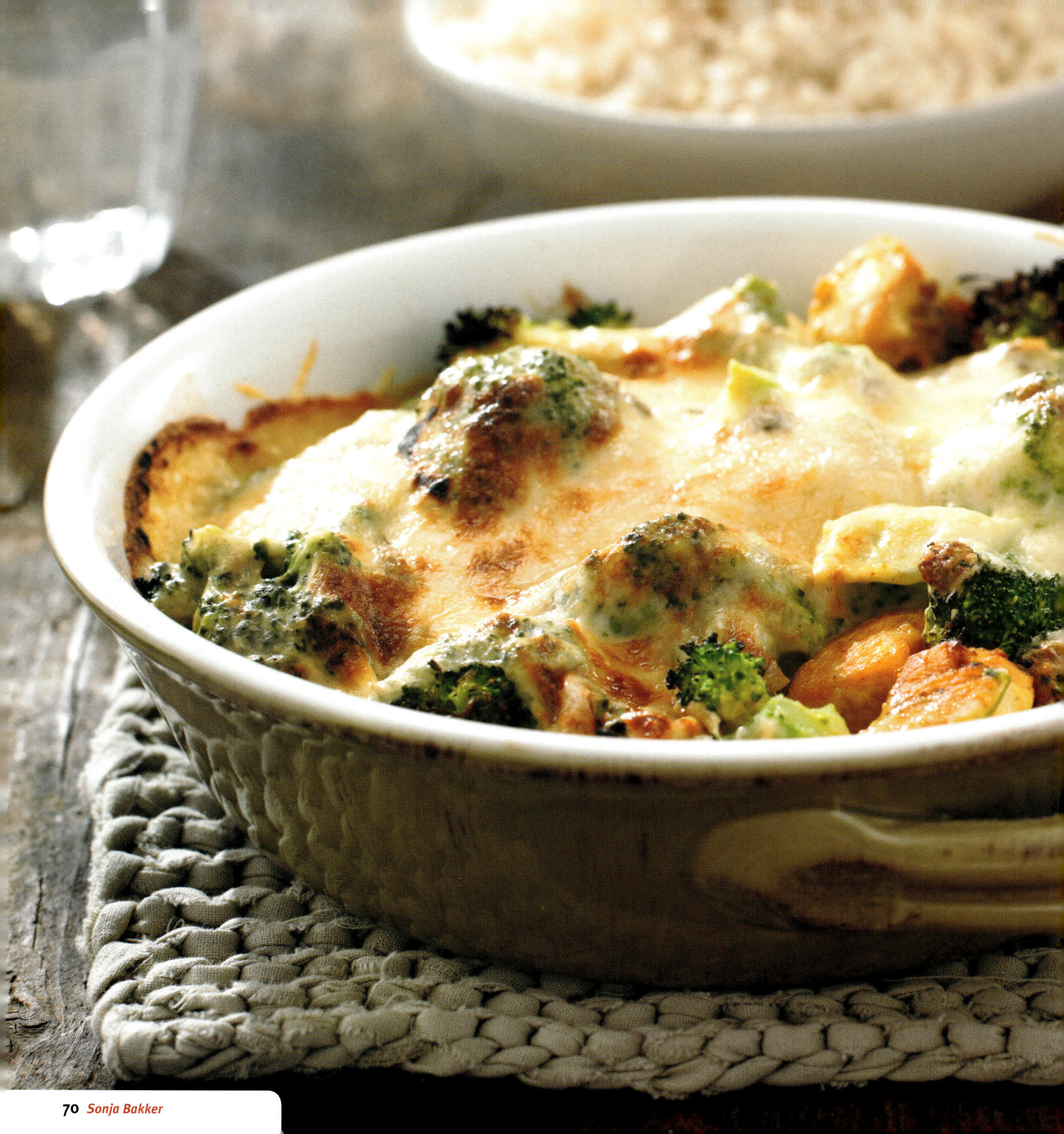

Rezept der Woche

Putenbrustfilet mit Broccoli aus dem Backofen

für 4 Personen

Zutaten

4 Putenbrustfilets à 75 Gramm
600 Gramm Broccoli
1 Dose gebundene Hühnersuppe
1 Dose Champignonsuppe
100 Gramm Parmesankäse
1 großer Teelöffel Curry
Salz und Pfeffer

Zubereitung

Den Backofen auf 200 Grad (Umluft) vorheizen. Die Putenbrustfilets in nicht zu kleine Stücke schneiden und mit ein bisschen Salz, Pfeffer und Curry würzen. In einer Pfanne einen Teelöffel Olivenöl erhitzen, das Putenfleisch goldbraun braten und in eine Auflaufform geben. Den Broccoli in Stücke schneiden und etwas (nur kurz) garen. Den Broccoli über das Putenfleisch verteilen. Die Hühnersuppe, Champignonsuppe und die Hälfte der Käsemenge mischen und über den Broccoli geben. Den Rest des Käses über den Auflauf verteilen und die Auflaufform für mindestens 20 Minuten bei 200 Grad in den Ofen schieben. Schmeckt vorzüglich mit 150 Gramm Naturreis.

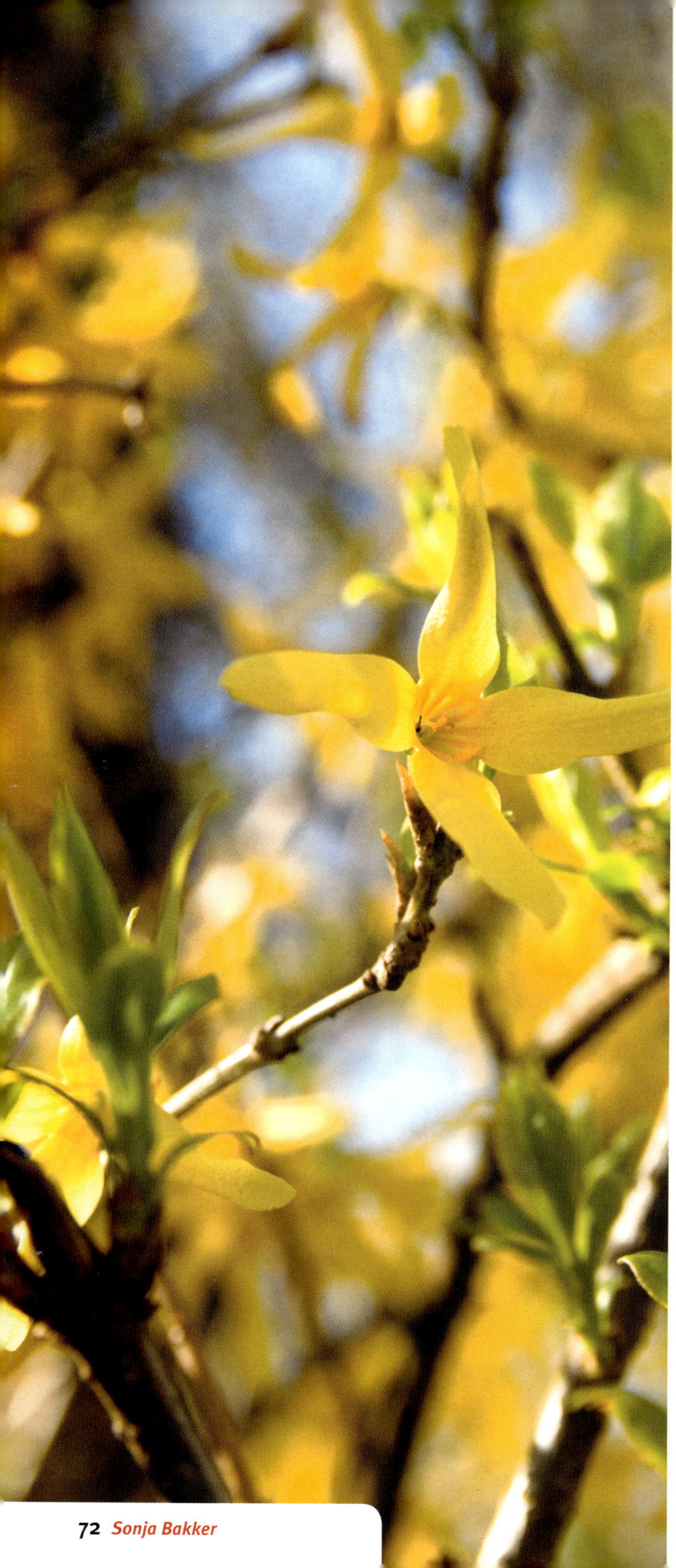

Thema:

Respektieren Sie Ihren Körper

Ich glaube, dass wir zuerst lernen müssen, unseren Körper zu respektieren. Erst dann können wir ihn durch richtige Ernährung, Bewegung und all die anderen Dinge, die uns ein gutes Gefühl geben, entsprechend gut behandeln. Was bereitet Ihnen ein gutes Gefühl? Ich hatte viele Kunden, die ihren Körper ganz schön strapazierten: Sie tranken nicht genug Wasser, dafür zu viel Kaffee, liefen zu lange mit einer vollen Blase herum, schliefen zu wenig und griffen viel zu Fastfood. Betrachten Sie Ihren Körper als Ihren Motor. Einen Motor betanken Sie mit gutem Kraftstoff, und nicht mit Schund. Seien Sie gut zu Ihrem Körper und schonen Sie ihn!

Stuhlgang

Ein schlechter Stuhlgang kann unterschiedliche Ursachen haben, beispielsweise Stress, mangelhafte Bewegung und/oder eine falsche Ernährung. Eine ballaststoffreiche Ernährung fördert die Gesundheit Ihres Darmes. Achten Sie aber darauf, ausreichend Flüssigkeit zu sich zu nehmen. Um den Darm in guter Verfassung zu halten, müssen Sie täglich zwei Liter Wasser trinken. Beginnen Sie den Tag mit einem Glas lauwarmen Wasser auf nüchternen Magen. Eine halbe Stunde vor der Mahlzeit können Sie ein Glas Rote-Beete-Saft trinken. Vermeiden Sie den Verzehr von stopfenden Nahrungsmitteln, wie raffinierten Produkten (Weißbrot, weißer Reis, Kuchen). Leider gibt es keine Wundermittel, und Sie sollten besser nicht mit Abführmitteln experimentieren. Abführkräuter wie Rhabarberwurzel und Sennablatt reizen den Darm, der dann letztendlich nicht mehr normal arbeiten kann. Der Darm sollte eigentlich ohne Hilfe von außen funktionieren. Das erreicht man durch eine ballaststoffreiche Ernährung, genügend Entspannung und körperliche Bewegung. Bewegung ist für den Magen wie eine natürliche Massage und wirkt sich positiv auf die Verdauung aus. Möchten Sie der Natur trotzdem ein wenig unter die Arme greifen, dann rühren Sie am besten einen Löffel Leinsamen in Ihren Joghurt, oder essen zum Frühstück ein paar getrocknete Pflaumen. Was auch hilft: drei Kiwis zum Frühstück.

Fragen der Woche

Warum ist es nicht gut, den Nachtisch direkt nach der warmen Mahlzeit zu essen?

Ein Nachtisch nach dem Hauptgericht ist schlecht für die Verdauung, da ein Nachtisch im Normalfall viel Eiweiß enthält. Ihr Abendessen besteht zum größten Teil aus Kohlenhydraten. Wenn Sie danach viel Eiweiß zu sich nehmen, wird Ihr Essen viermal langsamer verdaut! Essen Sie Ihren Nachtisch nach Möglichkeit erst eine Stunde nach dem Abendessen.

Was können Sie tun, wenn Sie abends Hunger bekommen?
Die Abende können manchmal schwer sein. Versuchen Sie, nach 21.00 Uhr wirklich nichts mehr zu essen. Alles, was Sie nach 21:00 Uhr zu sich nehmen, wird nicht mehr verdaut, sondern direkt in Fett umgesetzt. Verspüren Sie Hunger oder Appetit, nehmen Sie dann um 20.00 Uhr noch ein Stück Obst. Das funktioniert. Und natürlich dürfen Sie auch einmal hungrig ins Bett gehen, dann können Sie sich sicher sein, dass Sie auf jeden Fall einen guten Tag hatten!

Kann sich durch Stress und Alkohol Wasser im Körper ansammeln?
Stress und übermäßige körperliche Anstrengung können bewirken, dass sich im Körper viel Wasser ansammelt. So auch bei psychischem Stress. Da zeigt die Waage schon mal zwei bis drei Kilo mehr! Zum Beispiel bei Stress im Berufsleben, kurz nach einer Scheidung oder nach dem Tod einer nahestehenden Person. Auch Alkoholgenuss führt dazu, dass sich im Körper viel Wasser ansammelt, vor allem bei Bier. Mit meiner Diät können Sie schnell abnehmen und werden auch später nicht wieder zunehmen. Bleibt das Wasser jedoch im Körper, können Sie trotz Diät zunehmen. Verlieren Sie aber nicht den Mut – es handelt sich hier um eine vorübergehende Begleiterscheinung.

Wie viele Eier darf ich essen?
Aufgrund des hohen Cholesteringehalts sollten Sie pro Woche höchstens drei Eier essen. Ein Ei enthält aber auch Nährstoffe wie Eiweiß, Vitamine und Mineralstoffe und hat durchschnittlich 71 Kilokalorien.

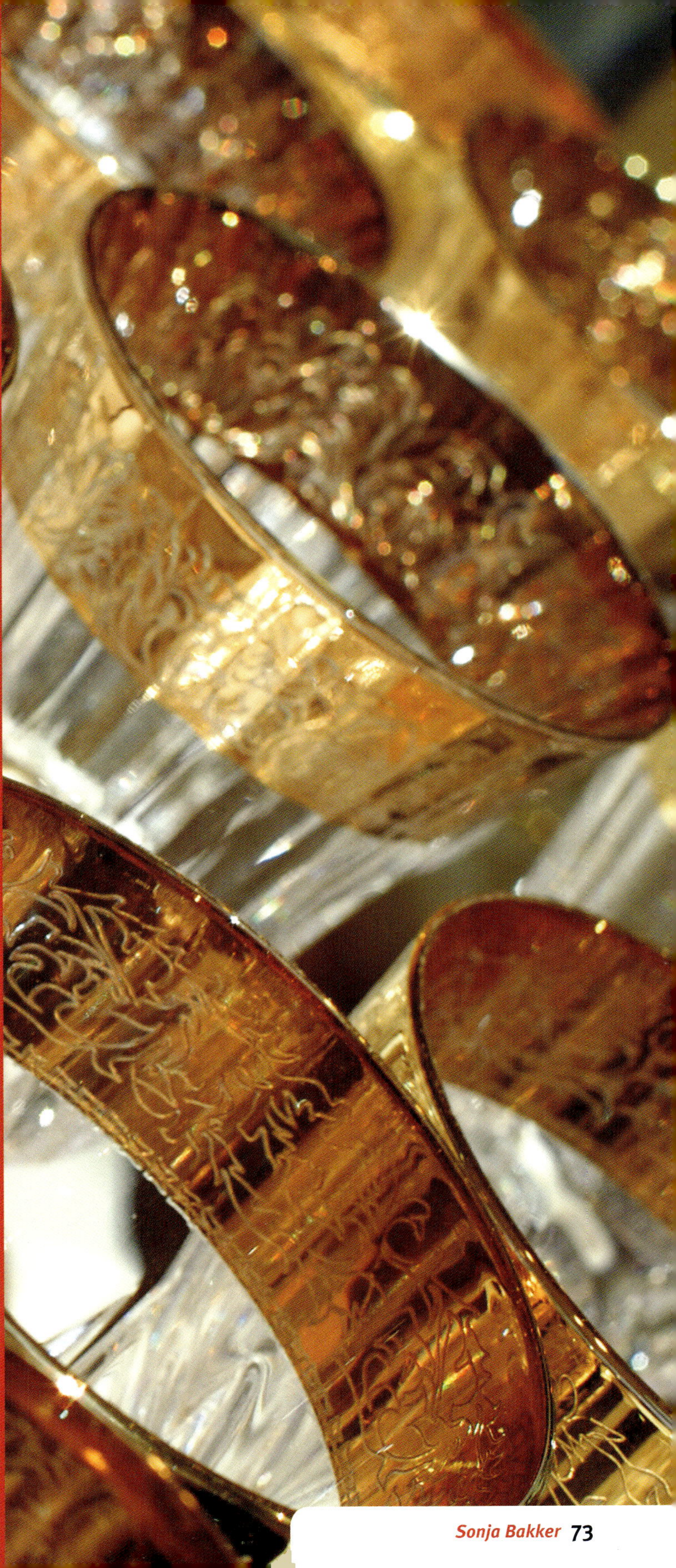

KAPITEL 9

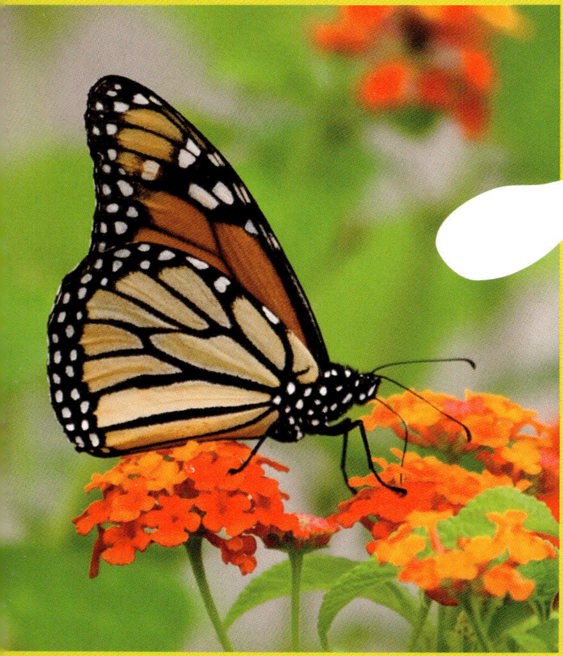
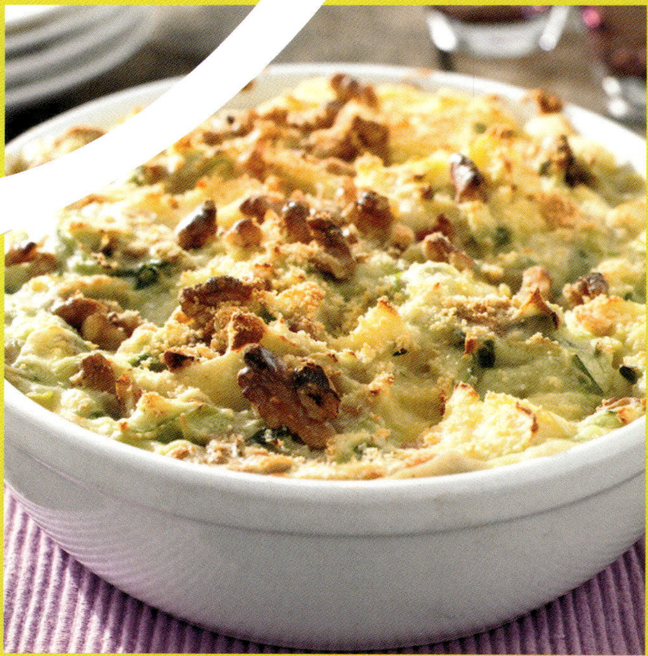
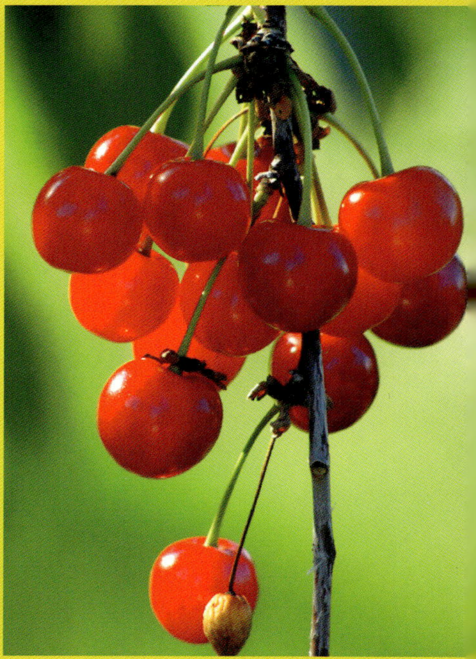

„Machen Sie keine halben Sachen - holen Sie das Beste aus sich heraus!“

Ein Beispiel aus meiner Praxis

Vorsicht mit Vitaminpillen ~ *Werner*

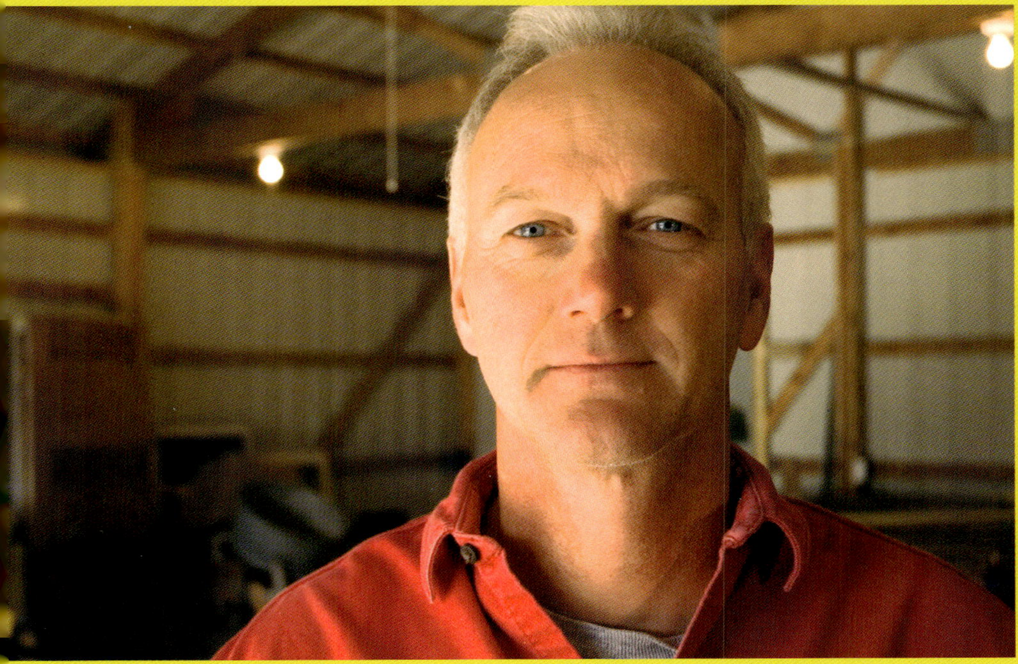

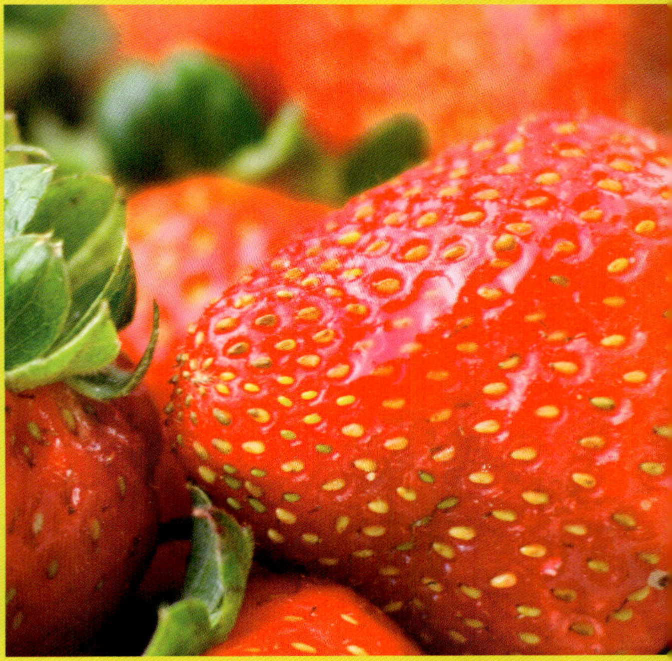

Werner, LKW-Fahrer, 51 Jahre alt, brachte mehr als 35 Kilo zu viel auf die Waage. Er bewegte sich wenig und rauchte dafür umso mehr. Eigentlich hielt er es nicht für notwendig, abzunehmen. Seine Frau war da ganz anderer Meinung und schickte ihn zu mir in die Praxis.

Werner aß oft in Autobahngaststätten und liebte Hamburger über alles. Außerdem schluckte er täglich zwanzig Vitaminpillen. Er hatte einmal gehört, dass diese Tabletten Alterung, Krankheiten, Knochenentkalkung und Haarausfall vorbeugen würden. Er berichtete mir, dass er trotz der Tabletten mit Konzentrationsproblemen zu kämpfen habe und oft müde sei. Das verwunderte mich nicht: Eine ungesunde Ernährung und eine Überdosis an Vitamintabletten sind für die Gesundheit sehr schlecht. Während unserer Gespräche wurde Werner die Wichtigkeit einer guten Ernährung immer bewusster. Er erkannte, dass er keiner strengen Diät folgen muss, um abzunehmen. Mittlerweile nimmt Werner nur noch morgens eine Multivitamintablette. Er benötigte ein gutes Jahr, um 35 Kilo abzunehmen.

8. Wochenmenü

FRAU

Allein schon die Vorstellung kann uns helfen, unsere Träume und Wünsche zu erreichen: Ziele werden sozusagen greifbar. Schließen Sie aus diesem Grund jeden Morgen für zwei Minuten Ihre Augen, und stellen Sie sich vor, wie Sie schlank, fit und glücklich aussehen. Vielleicht möchten Sie ein paar schöne Fotos von sich machen lassen, wenn Sie abgenommen haben.

Montag

Frühstück: 250 Gramm fettarmer Joghurt mit 3 Esslöffeln Müsli oder Kellogg's Special K, 1 Glas Orangensaft – **Zwischendurch:** 2 Mandarinen – **Mittagessen:** 2 Scheiben Vollkornbrot mit halbfetter Margarine, 1 x mit Diät-Marmelade und 1 x mit Apfelkraut – **Zwischendurch:** 1 Müsli-Riegel – **Abendessen:** 225 Gramm griechischer Porree-Auflauf (siehe Rezept), eine kleine Schale Rohkostsalat mit Joghurtdressing – **Abends:** 250 Gramm fettarmer Joghurt

Dienstag

Frühstück: 250 Gramm fettarmer Joghurt – **Zwischendurch:** 1 Orange oder 1 Grapefruit – **Mittagessen:** 2 Scheiben Vollkorn-Knäckebrot, 1 x mit Teewurst und 1 x mit Schmelzkäse Halbfettstufe, 1 Tasse Bouillon – **Zwischendurch:** 1 Banane – **Abendessen:** 125 Gramm gekochter Naturreis, 200 Gramm Broccoli, 75 Gramm Gemüseburger, 1 Schöpflöffel fettarme Soße, 1 kleine Schale Rohkostsalat mit Joghurtdressing – **Abends:** 1 Butterkeks

Mittwoch

Frühstück: 1 Vollkorn-Knäckebrot mit Diät-Marmelade – **Zwischendurch:** 1 Müsli-Riegel – **Mittagessen:** 1 Mehrkornbrötchen mit Thunfisch (aus der Dose), 1 Glas Buttermilch oder fettarme Milch – **Zwischendurch:** 1 Apfel – **Abendessen:** 150 Gramm gekochte Kartoffeln, 200 Gramm Rote Beete, 100 Gramm Kabeljau, 1 Schöpflöffel fettarme Soße – **Abends:** Hart bleiben!

Donnerstag

Frühstück: 1 Glas Trinkfrühstück oder 1 Scheibe Vollkornbrot mit Apfelkraut – **Zwischendurch:** 1 Butterkeks – **Mittagessen:** 250 Gramm fettarmer Joghurt mit 10 Trauben, 1 Knäckebrot mit halbfetter Margarine und 1 Scheibe Hähnchenbrustfilet – **Zwischendurch:** 1 Glas fettarme Milch – **Abendessen:** 125 Gramm gekochte Kartoffeln, 200 Gramm Rosenkohl, 1 Schöpflöffel fettarme Soße, 75 Gramm Frikadelle (Rinderhackfleisch), 1 kleine Schale Rohkostsalat mit Joghurtdressing – **Abends:** 1 Orange

Freitag

Frühstück: 2 Stück Honigkuchen mit halbfetter Margarine – **Zwischendurch:** 1 Apfel – **Mittagessen:** 1 Rosinenbrötchen, 1 Scheibe Vollkornbrot mit halbfetter Margarine und Teewurst, 1 Glas Buttermilch – **Zwischendurch:** 1 Butterkeks – **Abendessen:** 225 Gramm Spitzkohl, 125 Gramm gekochte Kartoffeln, 75 Gramm Steak, 1 Schöpflöffel fettarme Soße, 1 kleine Schale Rohkostsalat mit Joghurtdressing – **Abends:** 1 Glas Rotwein und 1 kleine Handvoll Salzstangen oder 15 Gramm Reiswaffel-Snack

Samstag

Frühstück: 1 Glas Trinkfrühstück oder ein Rosinenbrötchen – **Zwischendurch:** 1 Kiwi – **Mittagessen:** 2 kleine Mehrkornbrötchen mit gekochtem Schinken und fettarmem Käse, 250 Gramm fettarmer Joghurt – **Zwischendurch:** 1 Stückchen Rührkuchen oder 1 Frischei-Waffel – **Abendessen:** 1 kleine Pizza Hawaii (gekochter Schinken/Käse/Ananas oder Gemüse/Käse), 1 kleine Schale Rohkostsalat mit Joghurtdressing – **Abends:** 1 Glas Rotwein oder 1 Glas Orangensaft mit 1 Schälchen asiatische Reiskräcker (wie immer ohne Nüsse)

Sonntag

Frühstück: 2 Scheiben Leicht-und-Cross-Knusperbrot mit halbfetter Margarine, 1 x Schmelzkäse Halbfettstufe und 1 x Diät-Marmelade, 1 Glas Orangensaft – **Zwischendurch:** 1 Stück Honigkuchen – **Mittagessen:** 1 Teller selbstgemachte Suppe nach Wahl – **Zwischendurch:** 1 Apfel – **Abendessen:** 1 Strammer Max mit Schinken und Käse und 1 kleine Schale Rohkostsalat mit Joghurtdressing – **Abends:** 1 Stückchen Rührkuchen

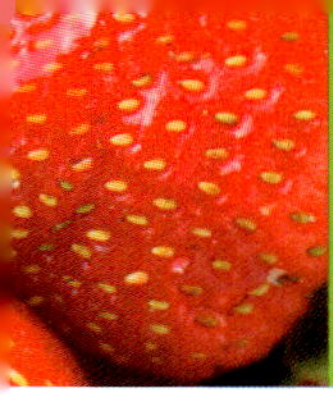

MANN

Montag

Frühstück: 250 Gramm fettarmer Joghurt mit 3 Esslöffeln Müsli oder Kellogg's Special K, 1 Glas Orangensaft – **Zwischendurch:** 2 Mandarinen – **Mittagessen:** 2 Scheiben Vollkornbrot mit halbfetter Margarine, 1 x mit Diät-Marmelade und 1 x mit Apfelkraut – **Zwischendurch:** 1 Müsli-Riegel – **Abendessen:** 250 Gramm griechischer Porree-Auflauf (siehe Rezept), eine kleine Schale Rohkostsalat mit Joghurtdressing – **Abends:** 250 Gramm fettarmer Joghurt

Dienstag

Frühstück: 250 Gramm fettarmer Joghurt – **Zwischendurch:** 1 Orange oder 1 Grapefruit – **Mittagessen:** 2 Scheiben Knäckebrot, 1 x mit Teewurst und 1 x mit Schmelzkäse Halbfettstufe, 1 Tasse Bouillon – **Zwischendurch:** 1 Banane – **Abendessen:** 150 Gramm gekochter Naturreis, 200 Gramm Broccoli, 75 Gramm Gemüseburger, 1 Schöpflöffel fettarme Soße, 1 kleine Schale Rohkostsalat mit Joghurtdressing – **Abends:** 1 Butterkeks

Mittwoch

Frühstück: 1 Knäckebrot mit Diät-Marmelade – **Zwischendurch:** 1 Müsli-Riegel – **Mittagessen:** 1 Mehrkornbrötchen mit Thunfisch (aus der Dose), 1 Glas Buttermilch oder fettarme Milch – **Zwischendurch:** 1 Apfel – **Abendessen:** 150 Gramm gekochte Kartoffeln, 200 Gramm Rote Beete, 100 Gramm Kabeljau, 1 Schöpflöffel fettarme Soße – **Abends:** Hart bleiben!

Donnerstag

Frühstück: 1 Glas Trinkfrühstück oder 1 Scheibe Vollkornbrot mit Apfelkraut – **Zwischendurch:** 1 Butterkeks – **Mittagessen:** 250 Gramm fettarmer Joghurt mit 10 Trauben, 1 Knäckebrot mit halbfetter Margarine und 1 Scheibe Hähnchenbrustfilet – **Zwischendurch:** 1 Glas fettarme Milch – **Abendessen:** 150 Gramm gekochte Kartoffeln, 200 Gramm Rosenkohl, 1 Schöpflöffel fettarme Soße, 75 Gramm Frikadelle (Rinderhackfleisch), 1 kleine Schale Rohkostsalat mit Joghurtdressing – **Abends:** 1 Orange

Freitag

Frühstück: 2 Stück Honigkuchen mit halbfetter Margarine – **Zwischendurch:** 1 Apfel – **Mittagessen:** 1 Rosinenbrötchen, 1 Scheibe Vollkornbrot mit halbfetter Margarine und Teewurst, 1 Glas Buttermilch – **Zwischendurch:** 1 Butterkeks – **Abendessen:** 225 Gramm Spitzkohl, 150 Gramm gekochte Kartoffeln, 75 Gramm Steak, 1 Schöpflöffel fettarme Soße, 1 kleine Schale Rohkostsalat mit Joghurtdressing – **Abends:** 1 Glas Rotwein und 1 kleine Handvoll Salzstangen oder 15 Gramm Reiswaffel-Snack

Samstag

Frühstück: 1 Glas Trinkfrühstück oder 1 Rosinenbrötchen – **Zwischendurch:** 1 Kiwi – **Mittagessen:** 2 kleine Mehrkornbrötchen mit gekochtem Schinken und fettarmem Käse, 250 Gramm fettarmer Joghurt – **Zwischendurch:** 1 Stückchen Rührkuchen oder 1 Frischei-Waffel – **Abendessen:** 1 kleine Pizza Hawaii (gekochter Schinken/Käse/Ananas oder Gemüse/Käse), 1 kleine Schale Rohkostsalat mit Joghurtdressing – **Abends:** 1 Glas Rotwein oder 1 Glas Orangensaft und 1 Schälchen asiatische Reiskräcker (wie immer ohne Nüsse)

Sonntag

Frühstück: 2 Scheiben Leicht-und-Cross-Knusperbrot mit halbfetter Margarine, 1 x Schmelzkäse Halbfettstufe und 1 x Diät-Marmelade, 1 Glas Orangensaft – **Zwischendurch:** 1 Stück Honigkuchen – **Mittagessen:** 1 Teller selbstgemachte Suppe nach Wahl – **Zwischendurch:** 1 Apfel – **Abendessen:** 1 Strammer Max mit Schinken und Käse und 1 kleine Schale Rohkostsalat mit Joghurtdressing – **Abends:** 1 Stückchen Rührkuchen oder 1 Frischei-Waffel

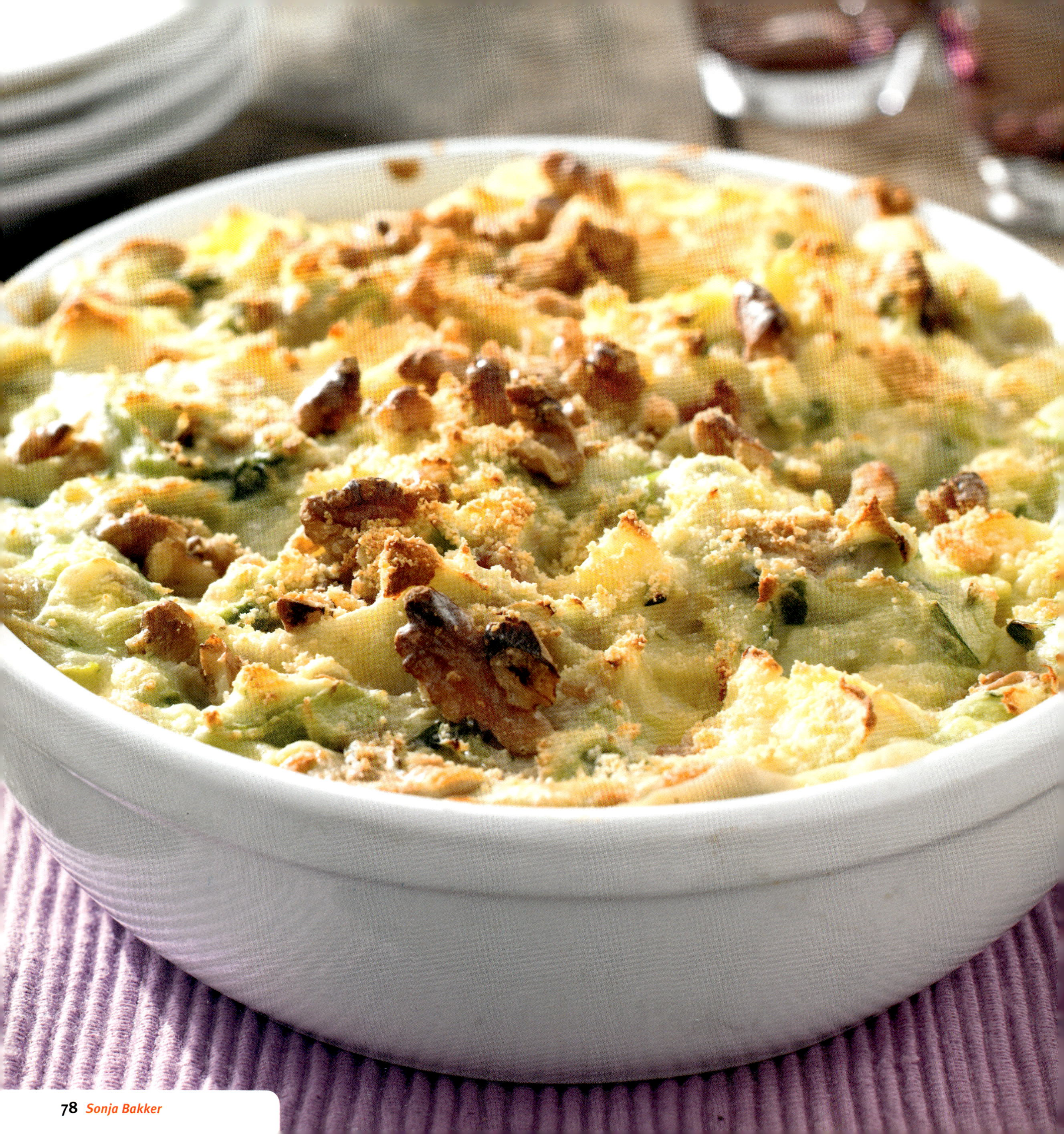

Rezept der Woche

Griechischer Porree-Auflauf

für 4 Personen

Zutaten

500 Gramm Kartoffeln
(oder 2 Packungen Kartoffelpüree zum Beispiel von Pfanni)
100 Gramm Fetakäse oder mariniertes Hähnchenfleisch
100 Gramm gehackte Walnüsse
800 Gramm Porree TK (z. B. von Iglo)
200 Gramm gewürfelter Vorderschinken
3 Knoblauchzehen
Parmesankäse
Salz und Pfeffer

Zubereitung

Die Kartoffeln ca. zwanzig Minuten bissfest kochen (oder das Püree wie auf der Verpackung beschrieben zubereiten). Den Fetakäse oder das Hähnchenfleisch in Würfel schneiden. Den Porree in eine Pfanne legen und bei schwacher Hitze auftauen lassen. Die Kartoffeln (oder das Püree) zusammen mit dem Porree zerstampfen. Knoblauch, Schinken, Fetakäse, Nüsse und eine Prise Salz hinzufügen. Alles gut mischen und in eine Auflaufform geben. Den Auflauf mit Parmesankäse bestreuen und in den vorgeheizten Backofen stellen, bis der Käse geschmolzen ist.
Tipp: Den Porree können Sie durch Prinzessbohnen ersetzen.

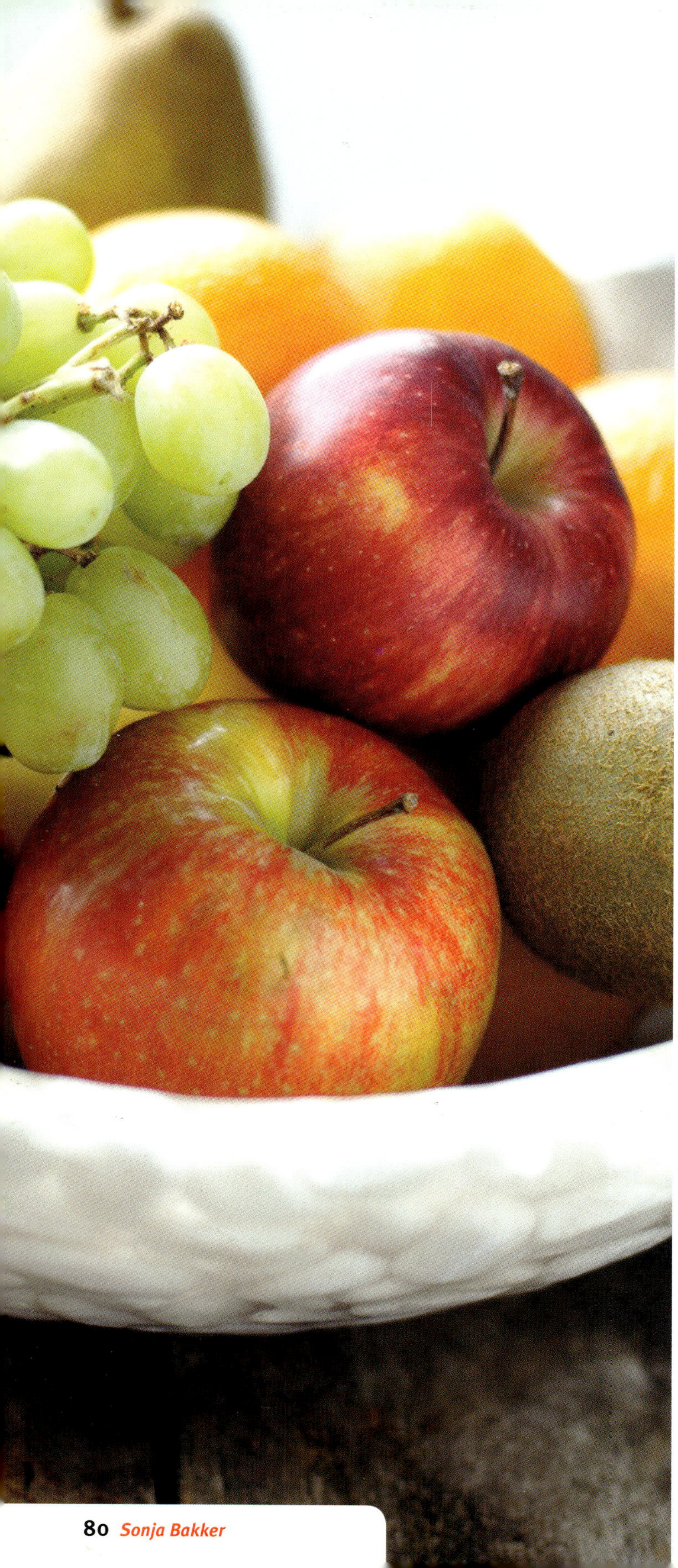

Thema:

Vitamine

Insgesamt gibt es dreizehn verschiedene Vitamine. Vitamin B hilft bei der Verbrennung der Nahrung, andere Vitamine unterstützen den Aufbau und das Wachstum der Knochen (Vitamin D), die Bildung von Haut und Haaren (Vitamin A) und den Schutz der Körperzellen (Vitamin C und E). Ein Leben mit viel Stress, Alkohol und Rauchen verschlingt massenhaft Vitamine. Auch die Essgewohnheiten spielen eine ganz bedeutende Rolle. Der Körper braucht jeden Tag eine ordentliche Portion frisches Gemüse, Obst, ergänzt mit Vollkorn- und Milchprodukten, Fisch oder Fleisch. Nur eine ausgewogene Ernährung bringt Ihren Vitaminhaushalt in Ordnung und gibt dem Körper, was er braucht.

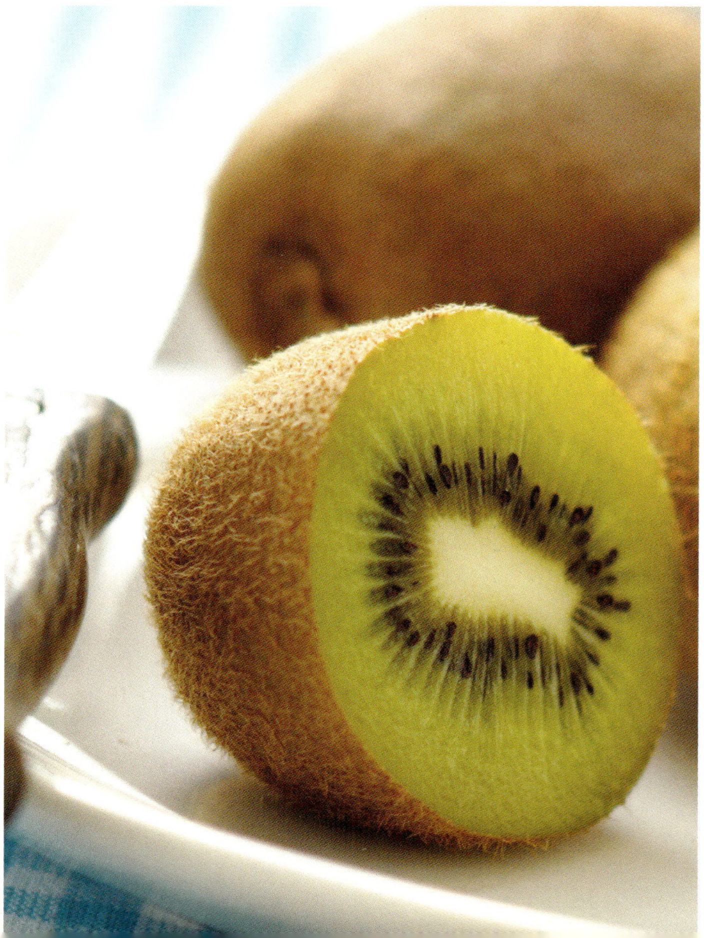

Fragen der Woche

Ich habe nachmittags immer Hunger. Was kann ich dagegen tun?

Versuchen Sie, Ihren Mittags-Snack nicht ausfallen zu lassen. Haben Sie danach immer noch Hunger, essen Sie Ihr Lieblingsobst. Davon werden Sie wirklich nicht dick. Vermeiden Sie Plätzchen oder Weingummi, das sind echte Dickmacher!

Beim Einkaufen kann ich den vielen leckeren Sachen nicht widerstehen.
Ziel der Supermärkte ist es, Ihnen die dort angebotenen Waren zu verkaufen. Dabei sind nur wenige Lebensmittel auch wirklich lebensnotwendig. Es ist fast unmöglich, den Verführungen zu widerstehen und letztendlich nur die Produkte zu kaufen, die auch auf dem Einkaufszettel stehen. Sie können es aber schaffen! Schreiben Sie eine Einkaufsliste. Auch wichtig: Gehen Sie nicht mit leerem Magen einkaufen. Am besten, Sie essen Ihre Zwischenmahlzeit kurz bevor Sie den Supermarkt betreten.

Wozu kann Vitaminmangel führen?
Nachstehende Liste zeigt Ihnen deutlich, welche Probleme als Folge eines Nährstoffmangels auftreten können:

Symptome	**Ungenügend**
Augenprobleme	Vitamin B12, B6, Selen
Haarprobleme	Vitamin A
Nervosität	B6, B12, Magnesium, Vitamin C
Müdigkeit	Zink, Eisen, Vitamin A, B, C, D
Muskelkrämpfe	Vitamin B1, D, Natrium
Hautprobleme	Vitamin A, B-Komplex, Biotin, Kupfer

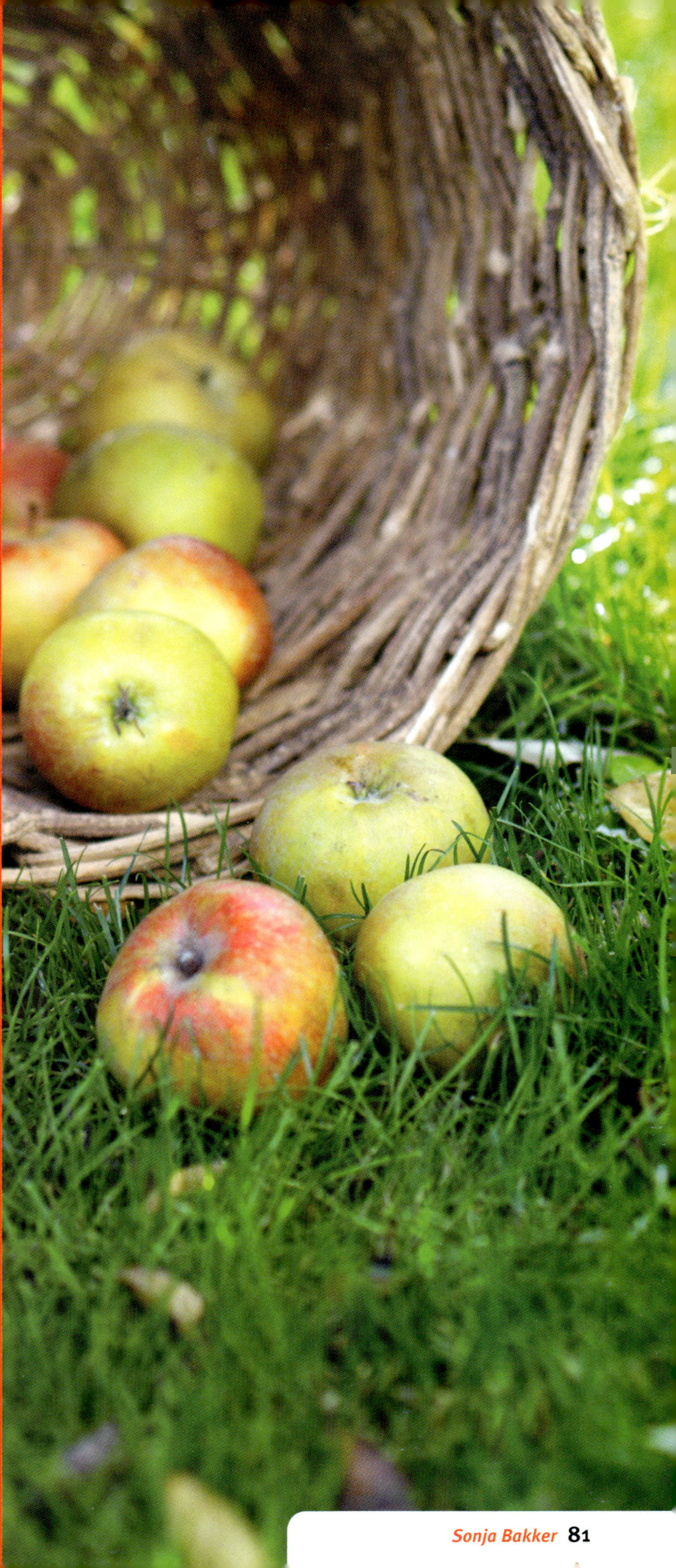

KAPITEL 10

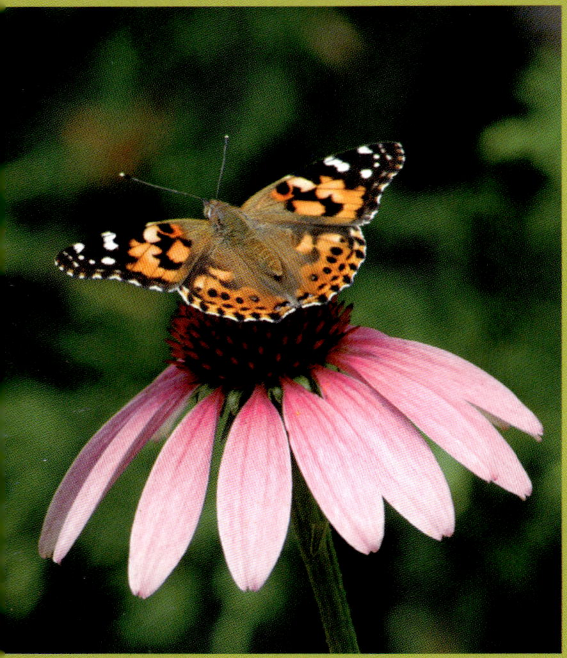

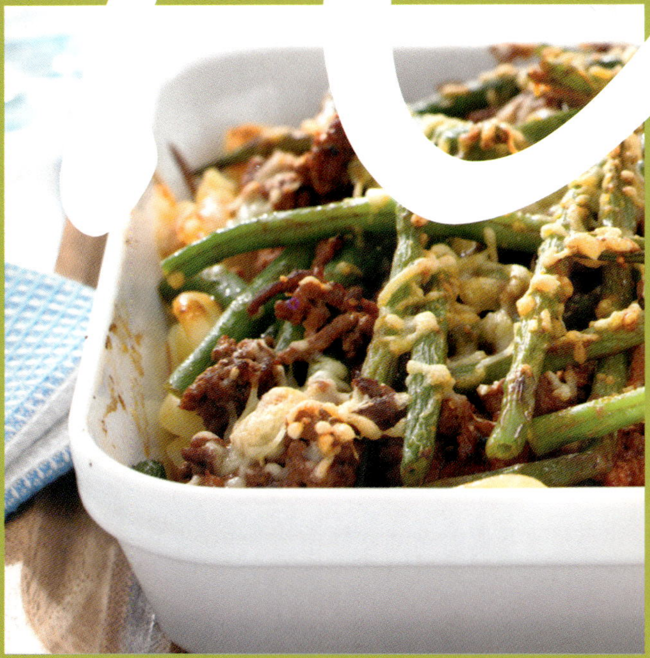

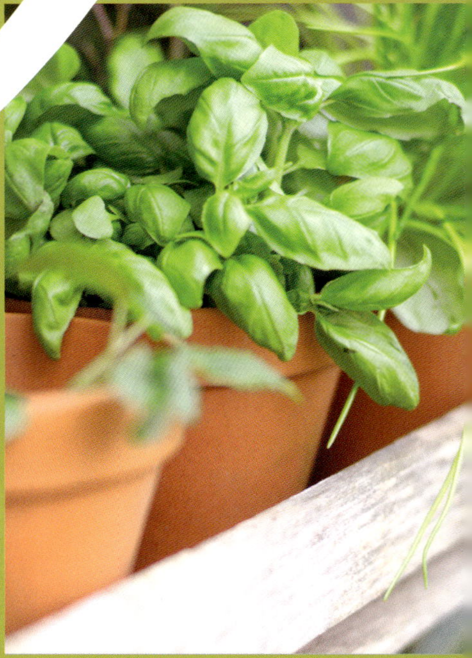

„Über etwas zu sprechen ist einfacher als es zu tun“

Ein Beispiel aus meiner Praxis

Holländischer Urlaubsspeck ~ *Joost*

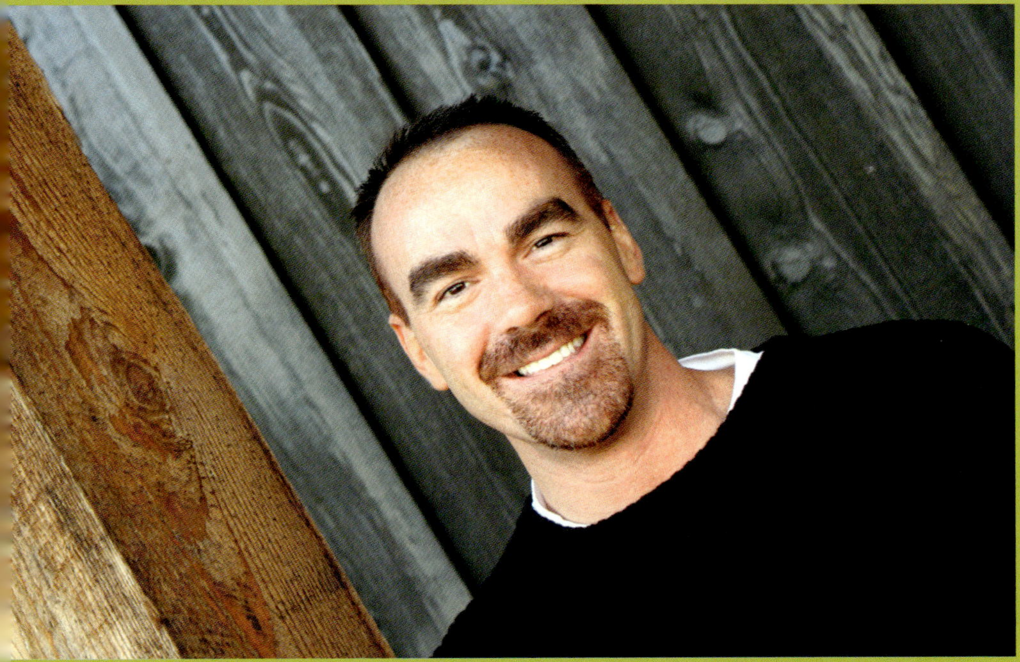

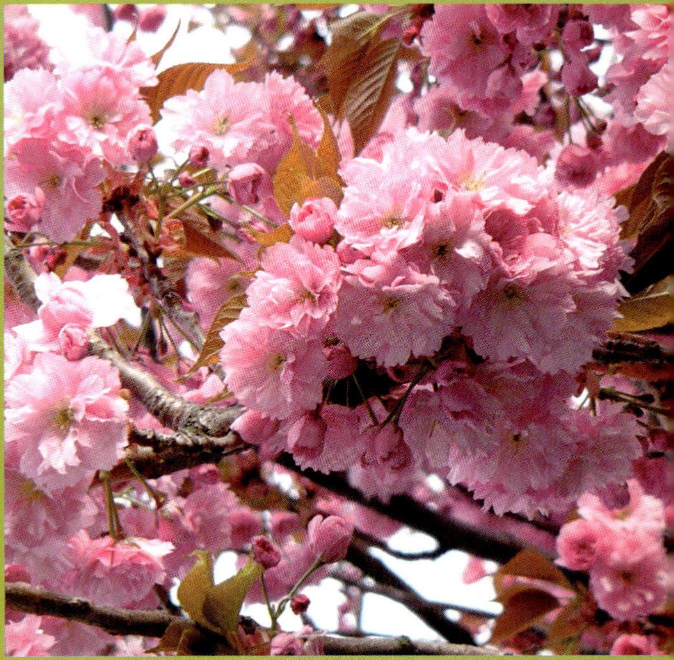

Erklären Sie einmal einem Holländer, dass es vernünftig ist, auch im Urlaub an die Figur zu denken. Womöglich wird er in Lachen ausbrechen: Im Urlaub ist nämlich alles erlaubt!
Joost hatte mit meiner Diätmethode gut zwanzig Kilo abgenommen. Mit seiner Familie fuhr er, wie kann es anders sein, für drei Wochen auf einen Campingplatz. Meistens empfehle ich, ein paar Produkte wie Müsli-Riegel oder Vollkornkekse mitzunehmen. Für Joost gab es überhaupt keine Diskussion.
Er wollte im Urlaub essen und trinken, ohne an die Kilos denken zu müssen. Im Urlaub hatte er eine schöne Zeit verbracht. Auf der Waage stellte sich dann heraus, dass Joost innerhalb von drei Wochen ganze sechs Kilo zugenommen hatte. Er sah darin überhaupt kein Problem, und fing erneut mit dem Diätprogramm an. Nach fünf Wochen hatte Joost seine Figur wieder fest im Griff und die überschüssigen 6 Kilos war er wieder los.
So kann man es natürlich auch machen, aber eigentlich ist es doch viel zu schade, im Urlaub so viele Kilos zuzunehmen. Trotzdem passiert das viel zu oft. Denken Sie in Ihrem Urlaub doch auch ein wenig an Ihre Figur, es ist gar nicht so schwer.

9. Wochenmenü

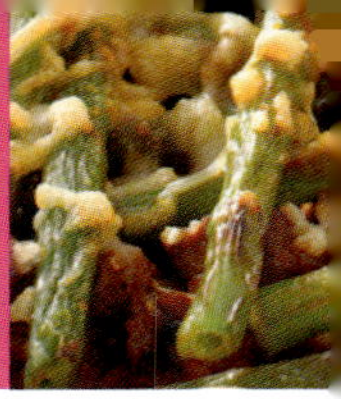

Die neunte Woche ist bewusst eine strenge Woche, da ich festgestellt habe, dass so manche sich im Laufe der Zeit nicht mehr ganz so strikt an die Vorgaben halten. In dieser Woche können Sie gut zwei Kilo abnehmen. Haben Sie noch Hunger oder Appetit? Lassen Sie den Löwen brüllen! Damit will ich sagen, dass Sie sehr wohl einen knurrenden Magen haben dürfen, auf diese Weise verbrennen Sie auf jeden Fall genügend Fett. Für mich war das immer eine zusätzliche Motivation. Versuchen Sie, Ihre Mahlzeiten so lecker und ansprechend wie möglich zuzubereiten. Legen Sie Gurkenscheiben auf Ihr Käsebrötchen, das sieht extra lecker aus! Oder bestreuen Sie Ihre Nudeln mit Basilikum.

Montag

Frühstück: 1 Glas frisch gepresster Orangensaft und 1 Apfel – **Zwischendurch:** 1 Stück Honigkuchen – **Mittagessen:** 250 Gramm Diät-Pudding mit 2 Scheiben Ananas, 1 Tasse Bouillon – **Zwischendurch:** 1 Knäckebrot mit Diät-Marmelade – **Abendessen:** 125 Gramm gekochte Kartoffeln, grüner Salat mit Light-Dressing, 75 Gramm Rinderfilet mit Zwiebeln – **Abends:** Hart bleiben!

Dienstag

Frühstück: 1 Scheibe Vollkornbrot mit halbfetter Margarine und 1 Scheibe Putenbrustfilet – **Zwischendurch:** 1 Glas Diät-Joghurtdrink – **Mittagessen:** 2 Scheiben Vollkorn-Knäckebrot mit 1 x Apfelkraut, 1 x Diät-Marmelade und 1 Orange – **Zwischendurch:** 1 Tasse Bouillon – **Abendessen:** 125 Gramm gekochte Kartoffeln, 200 Gramm Gemüse nach Wahl, 75 Gramm Sojafleisch oder Tofu (Fleischersatz), 1 Schöpflöffel fettarme Soße – **Abends:** 1 Stück Honigkuchen

Mittwoch

Frühstück: 1 Knäckebrot mit halbfetter Margarine und 1 Scheibe Putenbrustfilet – **Zwischendurch:** 1 Glas Diät-Joghurtdrink oder 1 Glas fettarme Milch – **Mittagessen:** 250 Gramm fettarmer Joghurt mit 2 Scheiben Ananas, 1 Rosinenbrötchen – **Zwischendurch:** 1 Tasse fettarme Trinkschokolade – **Abendessen:** 225 Gramm Prinzessbohnen (siehe Rezept) – **Abends:** Hart bleiben!

Donnerstag

Frühstück: 1 Glas Trinkfrühstück – **Zwischendurch:** 1 Müsli-Riegel – **Mittagessen:** 1 Scheibe Vollkornbrot mit halbfetter Margarine und 1 Scheibe Hähnchenbrustfilet, 1 Glas Orangensaft – **Zwischendurch:** 1 Apfel – **Abendessen:** 125 Gramm gekochte Kartoffeln, 200 Gramm Gemüse nach Wahl, 75 Gramm Hähnchenbrustfilet, 1 kleine Schale Rohkostsalat mit Joghurtdressing – **Abends:** 250 Gramm Diät-Pudding

Freitag

Frühstück: 1 Glas Trinkfrühstück – **Zwischendurch:** 1 Stück Honigkuchen – **Mittagessen:** 2 Scheiben Vollkorn-Knäckebrot mit halbfetter Margarine, je 1 Scheibe Putenbrustfilet und Gewürzgurke, 1 Tasse Bouillon – **Zwischendurch:** 1 Banane – **Abendessen:** 125 Gramm gekochte Kartoffeln, 200 Gramm Erbsen, 75 Gramm Putenburger und 1 Schöpflöffel fettarme Soße – **Abends:** 1 Schälchen asiatische Reiskräcker (ohne Nüsse)

Samstag

Frühstück: 1 Rosinenbrötchen – **Zwischendurch:** 1 Glas Orangensaft – **Mittagessen:** 1 Obstsalat (1 Apfel, 2 Scheiben Ananas, 1 Kiwi), 2 Stück Honigkuchen – **Zwischendurch:** 250 Gramm fettarmer Joghurt – **Abendessen:** 1 Teller Gemüsesuppe (Rezept finden Sie im Kapitel „Schlemmer-Rezepte“), dazu 1 Mehrkornbrötchen – **Abends:** 1 Glas Rotwein

Sonntag

Frühstück: 1 Scheibe Vollkornbrot mit halbfetter Margarine, 1 gekochtes Ei – **Zwischendurch:** 1 Apfel – **Mittagessen:** 1 Teller Gemüsesuppe (siehe Samstag), 1 Vollkorn-Kräcker – **Zwischendurch:** Hart bleiben! – **Abendessen:** 125 Gramm Bratkartoffeln in Olivenöl, Bauernomelett (1 Ei mit einem Schuss Kaffeemilch und Kräutern), eine große Schale Rohkostsalat mit Joghurtdressing – **Abends:** 1 Kiwi

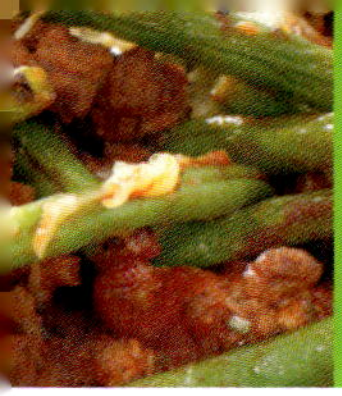

MANN

Montag
Frühstück: 1 Glas frisch gepresster Orangensaft, 1 Apfel und 1 Rosinenbrötchen – **Zwischendurch:** 1 Stück Honigkuchen – **Mittagessen:** 250 Gramm Diät-Pudding mit 2 Scheiben Ananas, 1 Tasse Bouillon – **Zwischendurch:** 1 Knäckebrot mit Diät-Marmelade – **Abendessen:** 150 Gramm gekochte Kartoffeln, grüner Salat mit Light-Dressing, 75 Gramm Rinderfilet mit Zwiebeln – **Abends:** 1 Banane

Dienstag
Frühstück: 1 Scheibe Vollkornbrot mit halbfetter Margarine und 1 Scheibe Putenbrustfilet – **Zwischendurch:** 1 Glas Diät-Joghurtdrink – **Mittagessen:** 2 Scheiben Vollkorn-Knäckebrot mit 1 x Apfelkraut, 1 x Diät-Marmelade, und 1 Orange – **Zwischendurch:** 1 Tasse Bouillon – **Abendessen:** 150 Gramm gekochte Kartoffeln, 200 Gramm Gemüse nach Wahl, 75 Gramm Sojafleisch oder Tofu (Fleischersatz), 1 Schöpflöffel fettarme Soße – **Abends:** 1 Stück Honigkuchen

Mittwoch
Frühstück: 2 Scheiben Knäckebrot mit halbfetter Margarine und je 1 Scheibe Hähnchenbrustfilet – **Zwischendurch:** 1 Glas Diät-Joghurtdrink oder 1 Glas fettarme Milch – **Mittagessen:** 250 Gramm fettarmer Joghurt mit 2 Scheiben Ananas, 1 Rosinenbrötchen – **Zwischendurch:** 1 Tasse fettarme Trinkschokolade – **Abendessen:** 250 Gramm Prinzessbohnen (siehe Rezept) – **Abends:** 2 Vollkornkekse

Donnerstag
Frühstück: 1 Glas Trinkfrühstück und 1 Rosinenbrötchen – **Zwischendurch:** 1 Müsli-Riegel – **Mittagessen:** 1 Scheibe Vollkornbrot mit halbfetter Margarine und 1 Scheibe Hähnchenbrustfilet, 1 Glas Orangensaft – **Zwischendurch:** 1 Apfel – **Abendessen:** 150 Gramm gekochte Kartoffeln, 200 Gramm Gemüse nach Wahl, 75 Gramm Hähnchenbrustfilet, 1 kleine Schale Rohkostsalat mit Joghurtdressing – **Abends:** 250 Gramm Diät-Pudding

Freitag
Frühstück: 1 Glas Trinkfrühstück und 1 Rosinenbrötchen – **Zwischendurch:** 1 Stück Honigkuchen – **Mittagessen:** 2 Scheiben Vollkorn-Knäckebrot mit halbfetter Margarine, je 1 Scheibe Putenbrustfilet und Gewürzgurke, 1 Tasse Bouillon – **Zwischendurch:** 1 Banane – **Abendessen:** 150 Gramm gekochte Kartoffeln, 200 Gramm Erbsen, 75 Gramm Putenburger und 1 Schöpflöffel fettarme Soße – **Abends:** 1 Schälchen asiatische Reiskräcker (ohne Nüsse)

Samstag
Frühstück: 1 Scheibe Vollkornbrot mit Diät-Marmelade – **Zwischendurch:** 1 Glas Orangensaft – **Mittagessen:** 1 Obstsalat (1 Apfel, 2 Scheiben Ananas, 1 Kiwi), 2 Stück Honigkuchen – **Zwischendurch:** 250 Gramm fettarmer Joghurt – **Abendessen:** 1 Teller Gemüsesuppe (Rezept finden Sie im Kapitel „Schlemmer-Rezepte"), dazu 1 Mehrkornbrötchen – **Abends:** 1 Glas Rotwein

Sonntag
Frühstück: 1 Scheibe Vollkornbrot mit halbfetter Margarine, 1 gekochtes Ei – **Zwischendurch:** 1 Apfel – **Mittagessen:** 1 Teller Gemüsesuppe (siehe Samstag), 1 Vollkorn-Kräcker – **Zwischendurch:** Hart bleiben! – **Abendessen:** 150 Gramm Bratkartoffeln in Olivenöl, 1 Bauernomelett (1 Ei mit einem Schuss Kaffeemilch und Kräutern), eine große Schale Rohkostsalat mit Joghurtdressing – **Abends:** 1 Kiwi

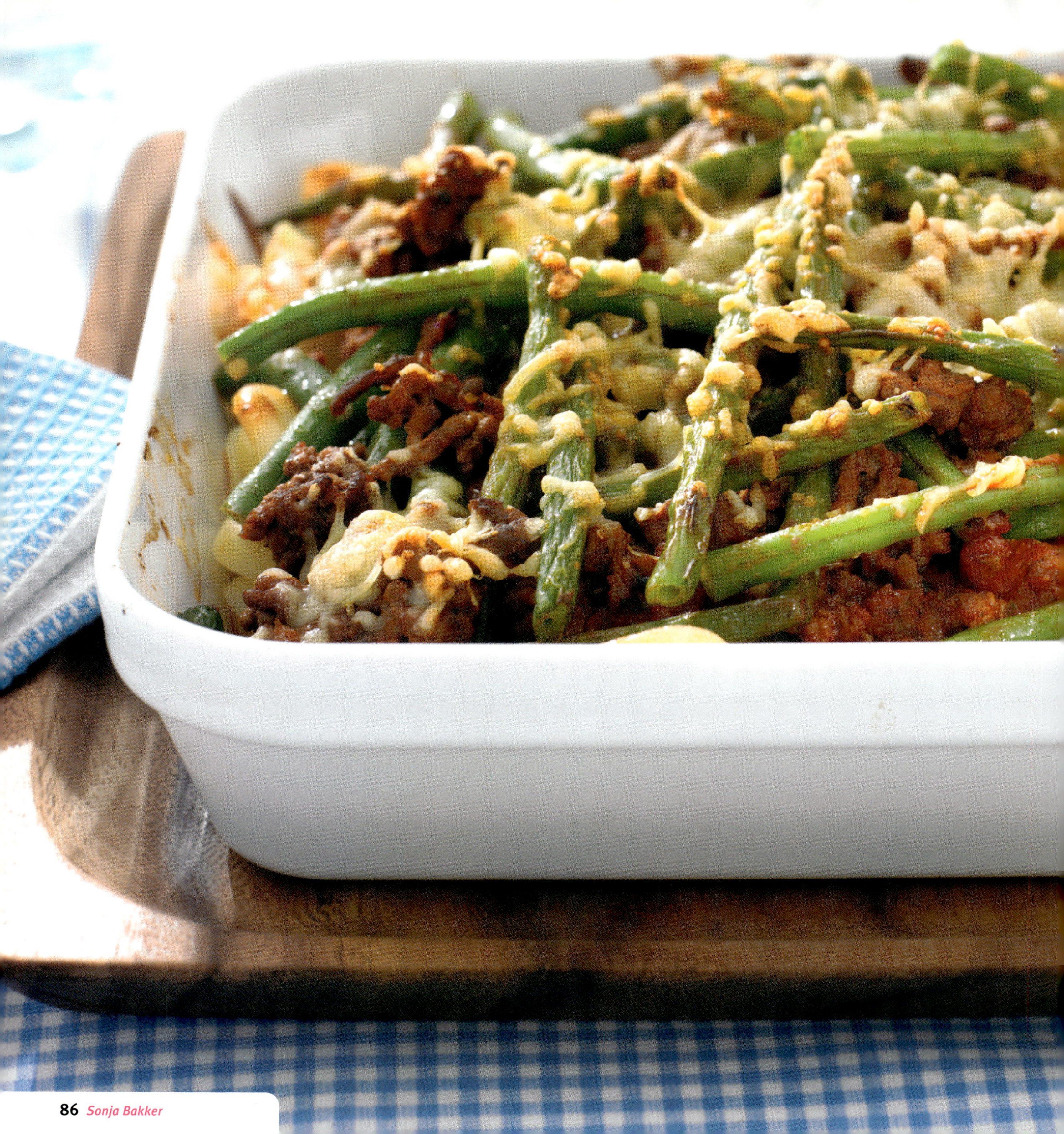

Rezept der Woche

Bohnengericht

für 4 Personen

Zutaten

750 Gramm frische Prinzessbohnen (oder 1 großes Glas)
7 große Kartoffeln
1 Pfund Hackfleisch
provenzalische Kräuter
1 halbe Dose passierte Tomaten
100 Gramm fettarmer Käse nach Wahl

Zubereitung

Bohnen waschen und kochen (oder das Glas öffnen, noch schneller!). Die Kartoffeln schälen, in Scheiben schneiden und diese in der Mikrowelle bei voller Leistung garen. Die Kartoffelscheiben in eine Auflaufform legen. In der Zwischenzeit das Hackfleisch in einer Pfanne (ohne Butter) mit den provenzalischen Kräutern (nach Geschmack) und den passierten Tomaten vermischen. Alles kurz braten. Wenn die Bohnen gar sind, diese zur Hackfleischmischung hinzufügen. Gut rühren und über die Kartoffeln verteilen. Mit geriebenem Käse bestreuen und in den vorgeheizten Backofen geben, bis der Käse geschmolzen ist (bei 180 Grad in einem Elektroherd ungefähr 10 Minuten).

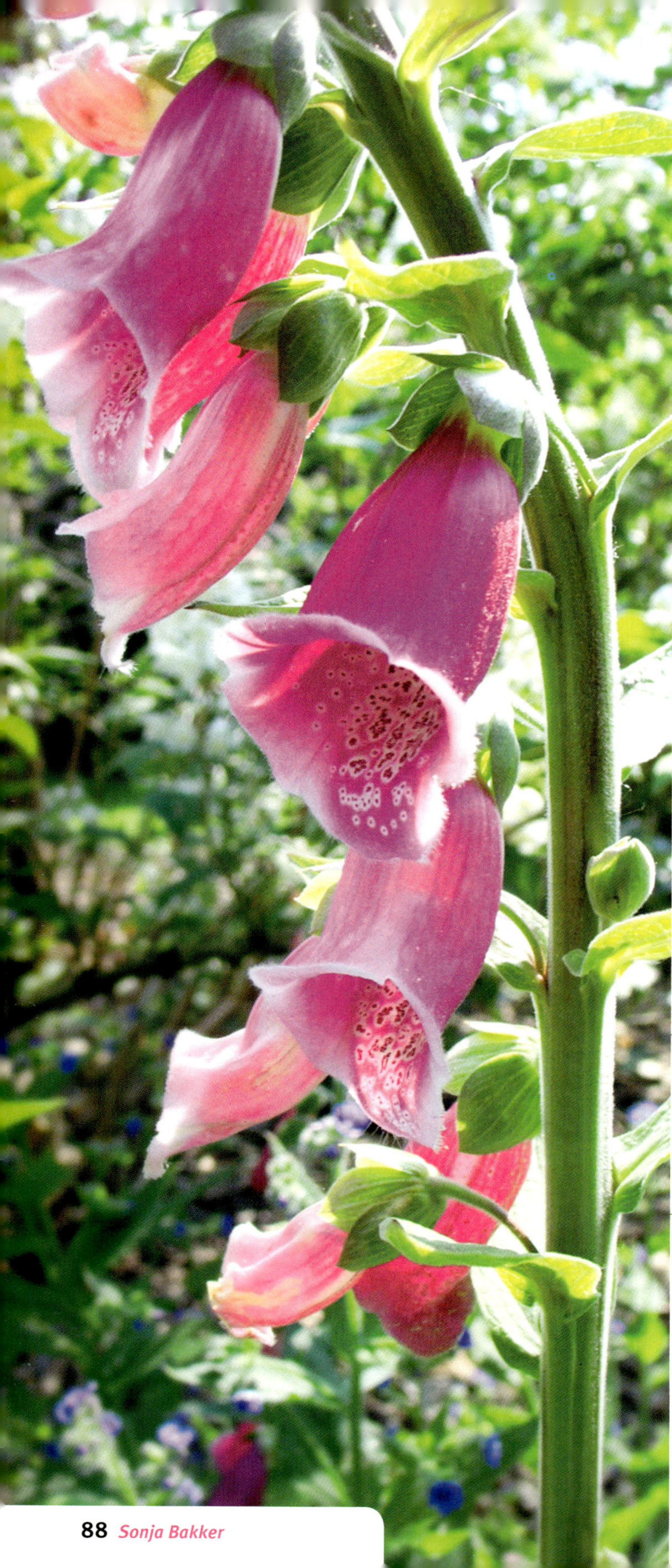

Thema:

Urlaubstipps

- Trinken Sie mindestens zwei Liter Wasser pro Tag.
- Trinken Sie wegen des Zuckergehalts nicht mehr als zwei Fruchtsäfte pro Tag.
- Frühstücken Sie gut, zwei Mehrkornbrötchen mit Aufschnitt nach Wahl belegt, ein Stück Obst und Kaffee oder Tee.
- Essen Sie mittags nicht zu fett: Vermeiden Sie nach Möglichkeit warme Mahlzeiten wie Spaghetti, Pommes Frites und Fleischgerichte. Nehmen Sie lieber einen Salat oder einen Schinken/Käse-Toast.
- Essen Sie abends möglichst keine Pommes Frites, sondern lieber Folienkartoffeln. Wählen Sie rote Soßen, und gehen Sie sparsam mit Knoblauchsoßen um. Rotwein ist erlaubt, lieber kein Bier oder Weißwein.
- Können Sie dem Nachtisch nicht widerstehen, dann teilen Sie ihn sich zu zweit. So können Sie eine Menge Kalorien sparen.
- Verspüren Sie zwischendurch Hunger, essen Sie ein Stück Obst oder einen Müsli-Riegel.
- Versuchen Sie, sich jeden Tag eine Stunde zu bewegen, machen Sie z. B. eine Wanderung, gehen Sie schwimmen oder fahren Sie Fahrrad. Wenn Sie sich ausreichend bewegen, fühlen Sie sich fitter und haben weniger Appetit.

Eine Übersicht von Dickmachern und Schlankmachern, die Ihnen im Urlaub begegnen können:

Bella Italia:

Dickmacher: Tiramisù, Salami, Mozzarella, Gnocchi, Gorgonzola, Polenta, Risotto oder Nudeln mit Sahnesoßen, Pizzen mit Käse.
Schlankmacher: Erdbeeren, Parmaschinken, Artischocken, Pizzen mit Gemüse und Fisch, Nudeln mit roten Soßen, Schinken mit Melone, grüner Salat.

La douce France:
Dickmacher: Cordon Bleu, Sahnekäse, Pâté, Croissants, Pain au chocolat, Quiche lorraine.
Schlankmacher: Bouillabaisse, Light-Käse, Tarte tartin, Austern, Bœuf Bourguignon, Salade Niçoise.

Best of Britain:
Dickmacher: Clotted cream, Pasteten, Fish and Chips, Trifle, Scottish Eggs, Nachmittagstee mit Plätzchen.
Schlankmacher: Sandwiches, Folienkartoffeln, Toast mit Marmelade, Ploughman's Lunch.

Viva Espania:
Dickmacher: Chorizo, Churros, Paella, Sangria, Crema catalana, Tapas, frittierte Tintenfische
Schlankmacher: Serranoschinken, Gazpacho, Tortilla, Artischocken, gegrillter Fisch, gegrilltes oder gebratenes Gemüse.

Göttliches Griechenland:
Dickmacher: Baklava, Moussaka, Keftedes, frittierter Tintenfisch, Pasteten.
Schlankmacher: Kefir, Tzaziki, gegrillter Fisch und gegrilltes Fleisch, Salate, Dolmades.

Herrliches Österreich:
Dickmacher: Nudeln, Knödel, Käsefondue, Schokolade.
Schlankmacher: Apfelstrudel, Obst, gegrillte Forelle, Gemüse-Eintöpfe.

Fragen der Woche

Ist Geflügel ein Dickmacher?

Hähnchen, Huhn, Ente, Pute und Gans kommen oft auf den Tisch. Sie enthalten viel Eiweiß, das das Körpergewebe aufbaut und wiederherstellt, Vitamin B für ein gesundes Nervensystem und ein bisschen Zink. Ente und Gans sind ziemlich fett, Hähnchen, Huhn und Pute haben dagegen relativ wenig Fett. Hähnchen-/Hühner- und Putenfleisch ohne Haut enthalten ca. fünf Prozent Fett.

Wenn ich mein Wunschgewicht erreicht habe, darf ich dann nie wieder etwas Leckeres essen?
Natürlich dürfen Sie wieder leckere Sachen essen, z. B. ein kleines Stück Kuchen oder Pommes Frites. Aber alles in Maßen! Sorgen Sie dafür, dass Sie am nächsten Tag für sich selber einen strengen Tag einplanen. Sie werden sehen, daß Sie nicht mehr schnell zunehmen.

Sind künstliche Süßstoffe schlecht?
Es gibt zwei Arten von künstlichen Süßstoffen.

Süßstoffe mit einer bestimmten Substanz (Mannit, Sorbit und Xylit) haben ungefähr den gleichen Energiegehalt wie Zucker und werden oft als Zuckerserzatz eingesetzt, unter anderem in Kaugummi und bestimmten Marmeladen. Achten Sie also bitte auf das Etikett.

Intensive Süßstoffe wie Aspartam und Saccharin (z.B. NutraSweet) sind 220- bis 400-mal so süß wie Zucker. Studien haben belegt, dass Kopfschmerzen, Schwindel und Vergesslichkeit auftreten können, wenn man täglich mehr als 25 Gramm Zuckerersatz zu sich nimmt. Trinken Sie deshalb nicht mehr als 4 Gläser Cola-Light pro Tag und nehmen Sie nicht mehr als maximal 8 Süßstoff-Tabletten pro Tag zu sich.

KAPITEL 11

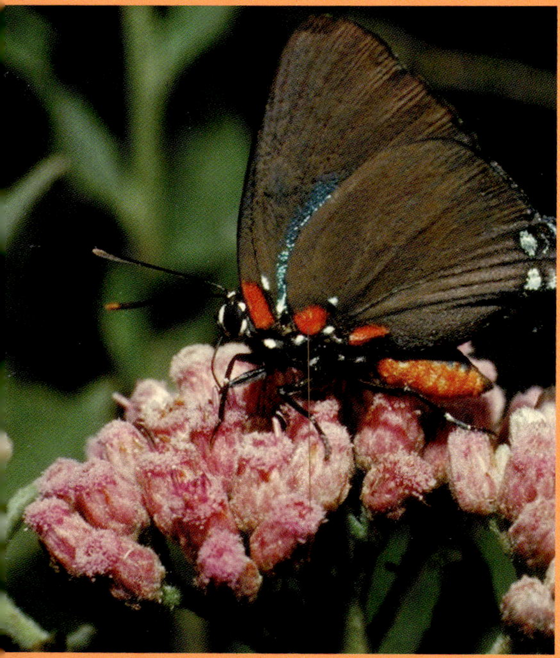

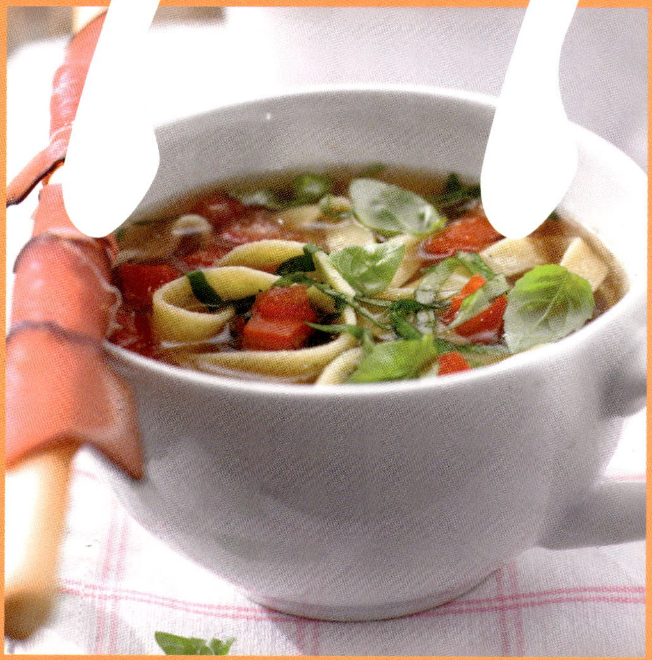

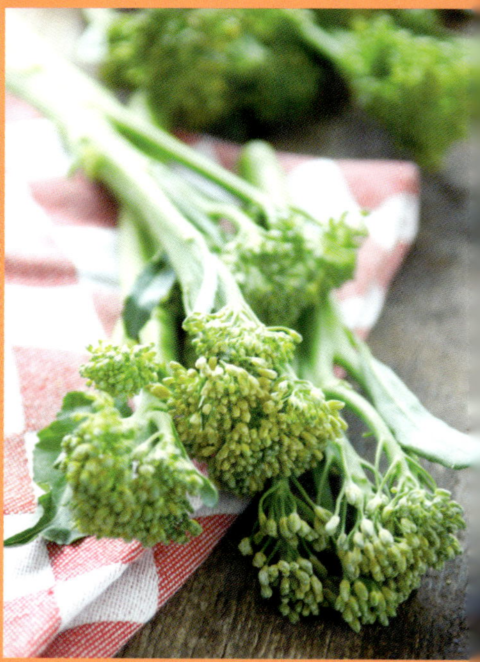

„Leben Sie, lachen Sie
und seien Sie glücklich
mit sich selbst“

Ein Beispiel aus meiner Praxis

Zeit für ein neues Lebensgefühl ~ *Anneliese*

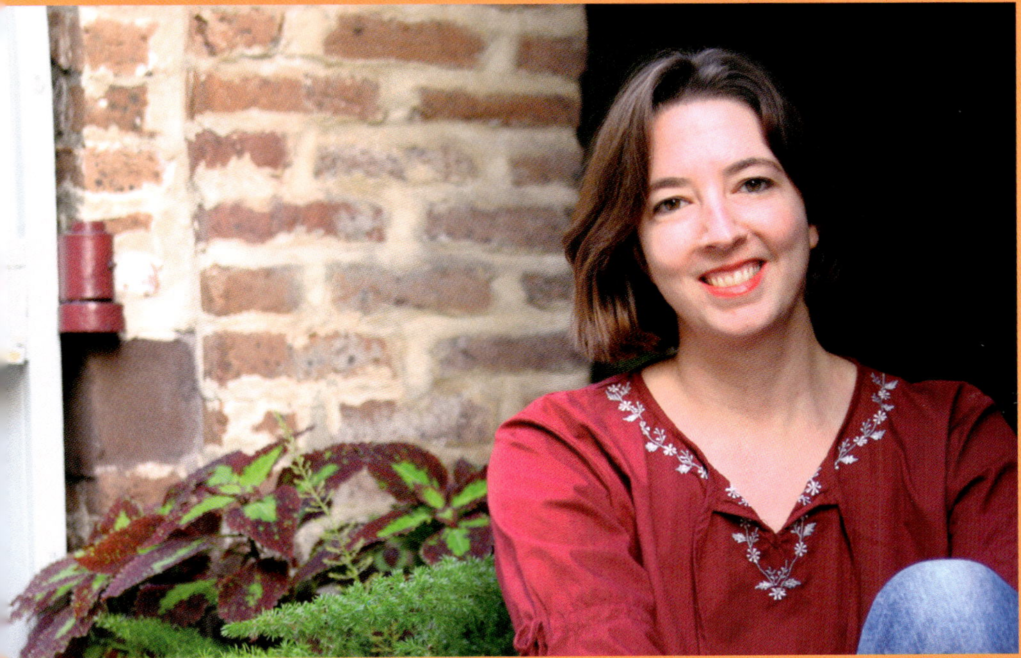
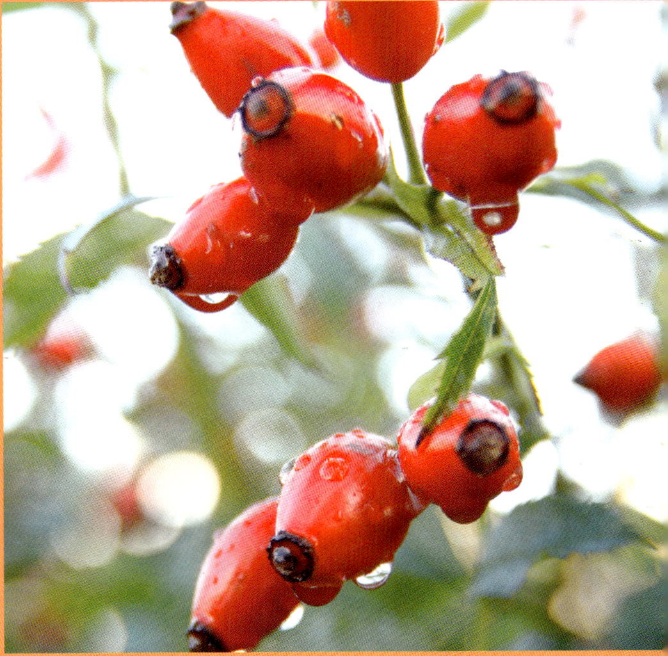

Anneliese ist eine meiner treusten Kundinnen, wir sind ganz verrückt nach einander. Vor ungefähr drei Jahren kam Anneliese zum ersten Mal in meine Praxis. Es war Hochsommer, aber Anneliese trug eine Weste aus Wolle, um ihre Figur zu verstecken. Sie war sehr schüchtern, zurückhaltend und hatte kein Selbstvertrauen. Anneliese wollte vierzig Kilo abnehmen. Jede Woche kam sie zu mir in die Praxis und hielt sich strikt an meinen Menüplan. Innerhalb eines Monates hatte sie bereits fünf Kilo abgenommen. Für jeden Gewichtsverlust von fünf Kilo bekam Anneliese von mir einen Blumenstrauß. Als sie fünfzehn Kilo abgenommen hatte, ging sie zum Friseur und unterging eine wahre Metamorphose!
Jede Woche strahlte Anneliese mehr. Als sie dreißig Kilo abgenommen hatte, besuchte Sie eine Stylistin. Innerhalb von neun Monaten hatte sie ihr Wunschgewicht erreicht und sich eine neue Garderobe zugelegt. Ich erkannte sie kaum wieder! Da sie ihr Ziel erreicht hatte, buchte ihr Freund als Überraschung ein Wochenende in Paris. Heute steht Anneliese wieder selbstbewusst und mit beiden Beinen im Leben und genießt ihr neues Lebensgefühl. Sie hat kein Kilo mehr zugenommen.

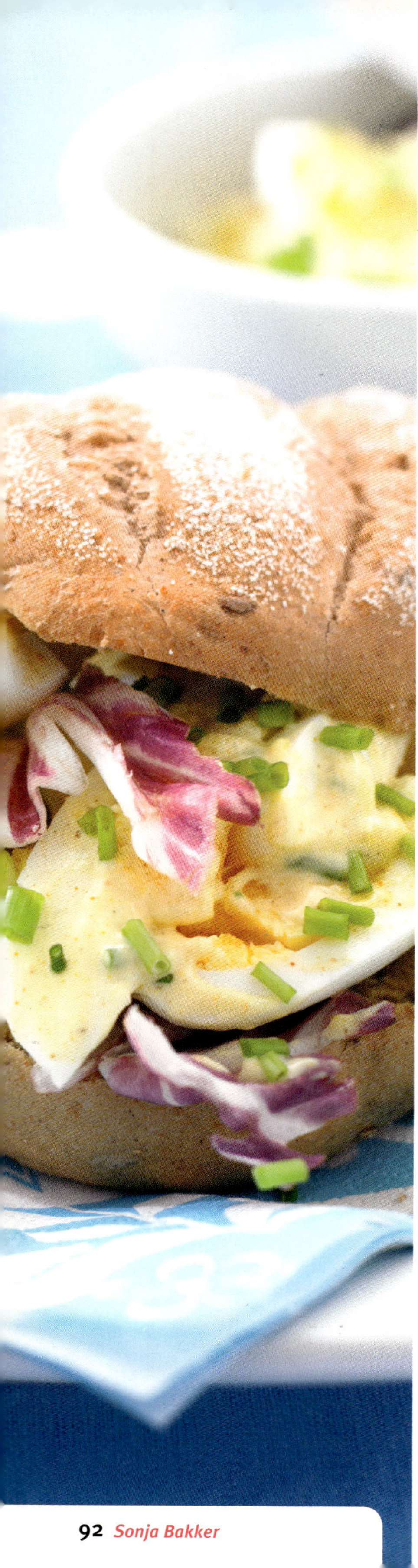

Eigene Wochenmenüs

Woche .....

Montag

Frühstück:

Zwischendurch:

Mittagessen:

Zwischendurch:

Abendessen:

Abends:

Dienstag

Frühstück:

Zwischendurch:

Mittagessen:

Zwischendurch:

Abendessen:

Abends:

Mittwoch

Frühstück:

Zwischendurch:

Mittagessen:

Zwischendurch:

Abendessen:

Abends:

Donnerstag

Frühstück:

Zwischendurch:

Mittagessen:

Zwischendurch:

Abendessen:

Abends:

Freitag

Frühstück:

Zwischendurch:

Mittagessen:

Zwischendurch:

Abendessen:

Abends:

Samstag

Frühstück:

Zwischendurch:

Mittagessen:

Zwischendurch:

Abendessen:

Abends:

Sonntag

Frühstück:

Zwischendurch:

Mittagessen:

Zwischendurch:

Abendessen:

Abends:

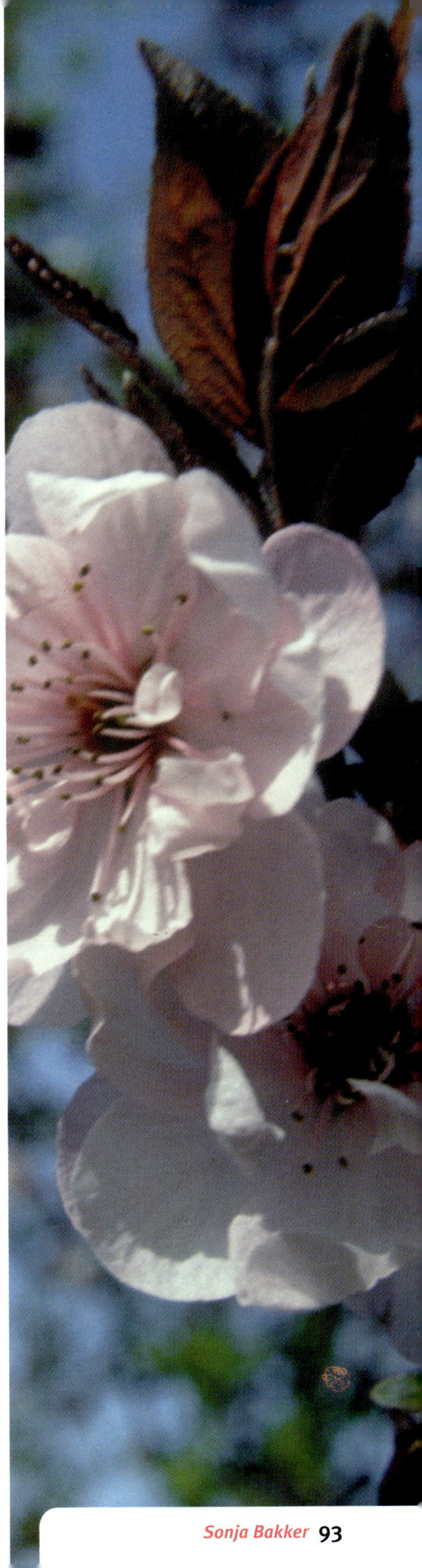

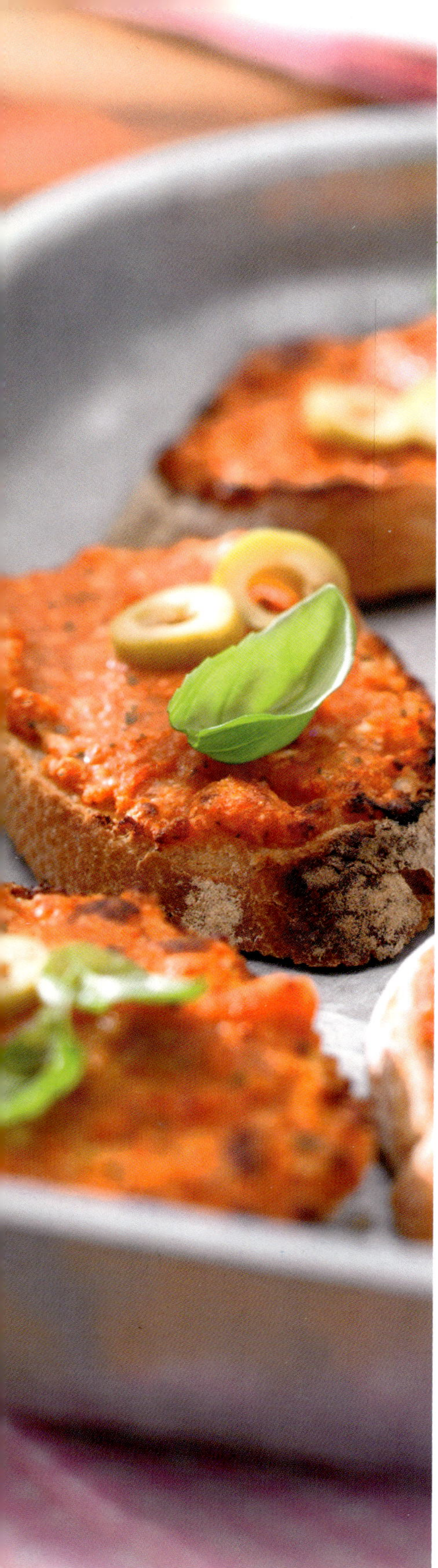

Eigene Wochenmenüs

Woche .....

Montag

Frühstück:

Zwischendurch:

Mittagessen:

Zwischendurch:

Abendessen:

Abends:

Dienstag

Frühstück:

Zwischendurch:

Mittagessen:

Zwischendurch:

Abendessen:

Abends:

Mittwoch

Frühstück:

Zwischendurch:

Mittagessen:

Zwischendurch:

Abendessen:

Abends:

Donnerstag

Frühstück:

Zwischendurch:

Mittagessen:

Zwischendurch:

Abendessen:

Abends:

Freitag

Frühstück:

Zwischendurch:

Mittagessen:

Zwischendurch:

Abendessen:

Abends:

Samstag

Frühstück:

Zwischendurch:

Mittagessen:

Zwischendurch:

Abendessen:

Abends:

Sonntag

Frühstück:

Zwischendurch:

Mittagessen:

Zwischendurch:

Abendessen:

Abends:

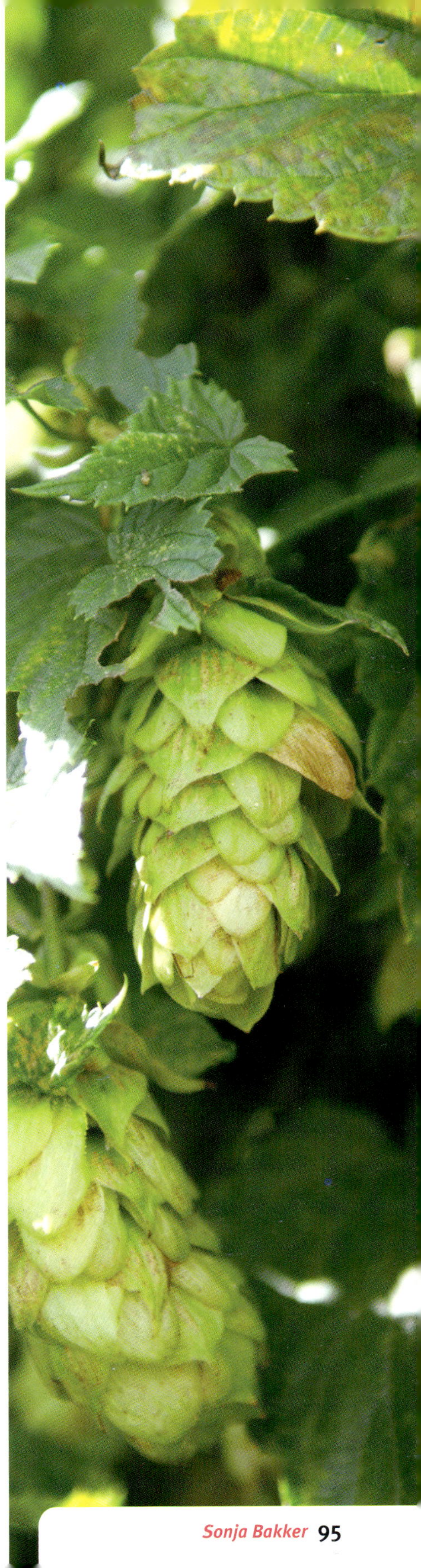

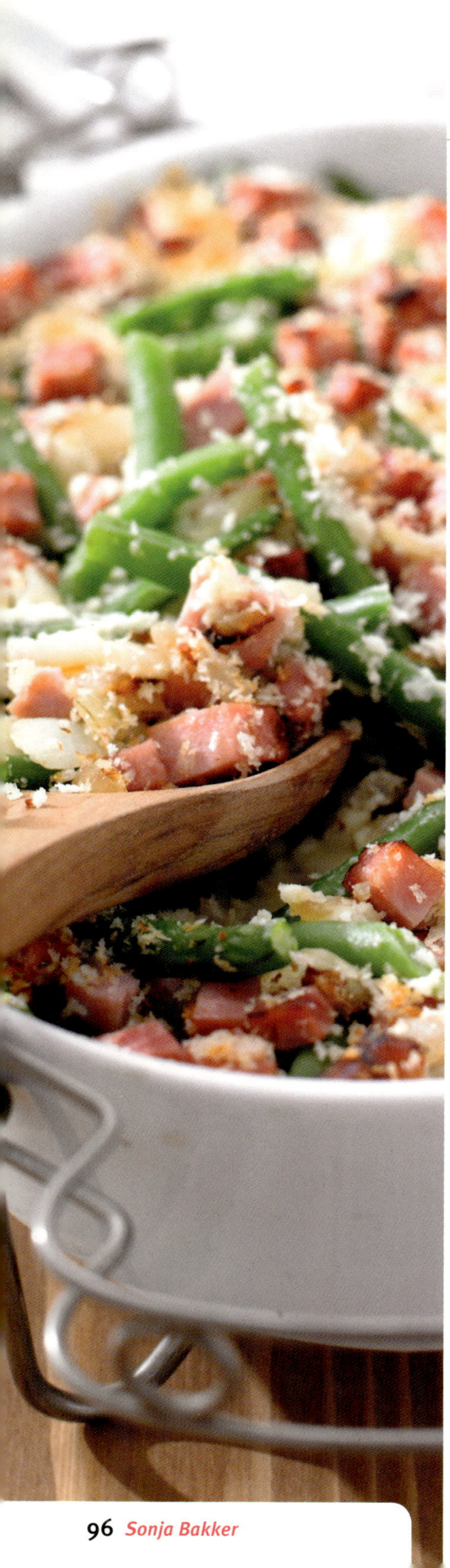

Eigene Wochenmenüs

Woche .....

Montag

Frühstück:

Zwischendurch:

Mittagessen:

Zwischendurch:

Abendessen:

Abends:

Dienstag

Frühstück:

Zwischendurch:

Mittagessen:

Zwischendurch:

Abendessen:

Abends:

Mittwoch

Frühstück:

Zwischendurch:

Mittagessen:

Zwischendurch:

Abendessen:

Abends:

Donnerstag

Frühstück:

Zwischendurch:

Mittagessen:

Zwischendurch:

Abendessen:

Abends:

Freitag

Frühstück:

Zwischendurch:

Mittagessen:

Zwischendurch:

Abendessen:

Abends:

Samstag

Frühstück:

Zwischendurch:

Mittagessen:

Zwischendurch:

Abendessen:

Abends:

Sonntag

Frühstück:

Zwischendurch:

Mittagessen:

Zwischendurch:

Abendessen:

Abends:

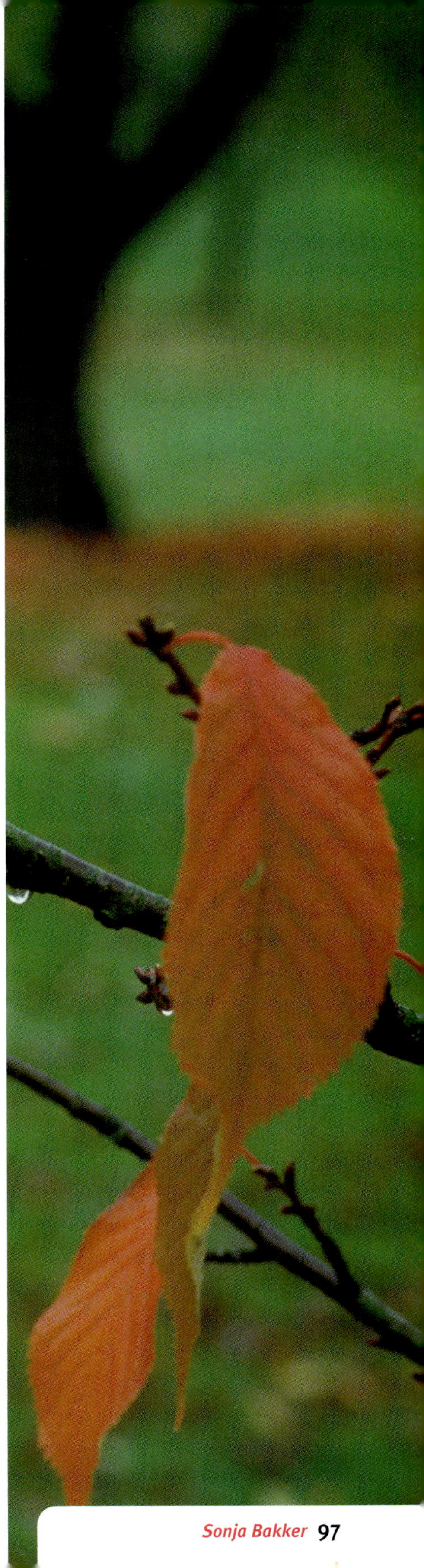

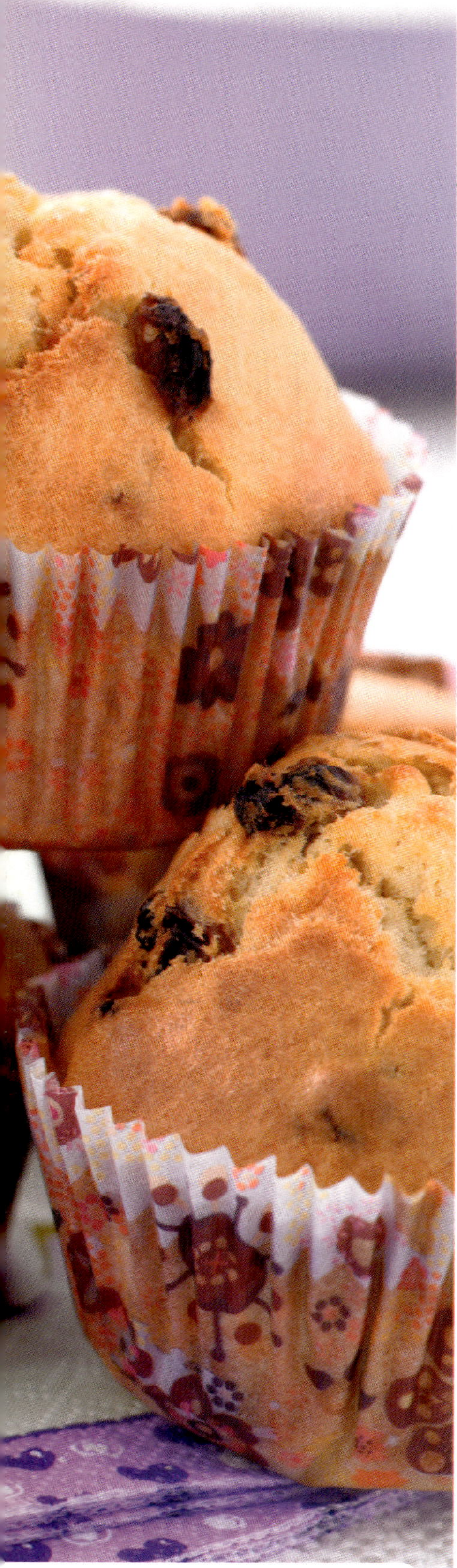

Eigene Wochenmenüs

Woche .....

Montag

Frühstück:

Zwischendurch:

Mittagessen:

Zwischendurch:

Abendessen:

Abends:

Dienstag

Frühstück:

Zwischendurch:

Mittagessen:

Zwischendurch:

Abendessen:

Abends:

Mittwoch

Frühstück:

Zwischendurch:

Mittagessen:

Zwischendurch:

Abendessen:

Abends:

Donnerstag

Frühstück:

Zwischendurch:

Mittagessen:

Zwischendurch:

Abendessen:

Abends:

Freitag

Frühstück:

Zwischendurch:

Mittagessen:

Zwischendurch:

Abendessen:

Abends:

Samstag

Frühstück:

Zwischendurch:

Mittagessen:

Zwischendurch:

Abendessen:

Abends:

Sonntag

Frühstück:

Zwischendurch:

Mittagessen:

Zwischendurch:

Abendessen:

Abends:

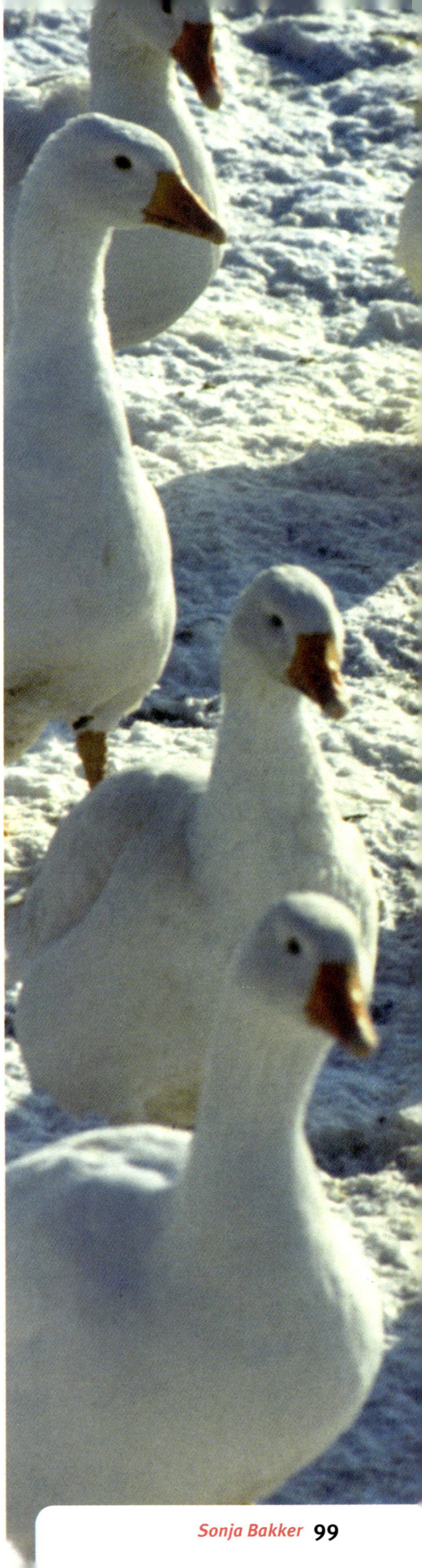

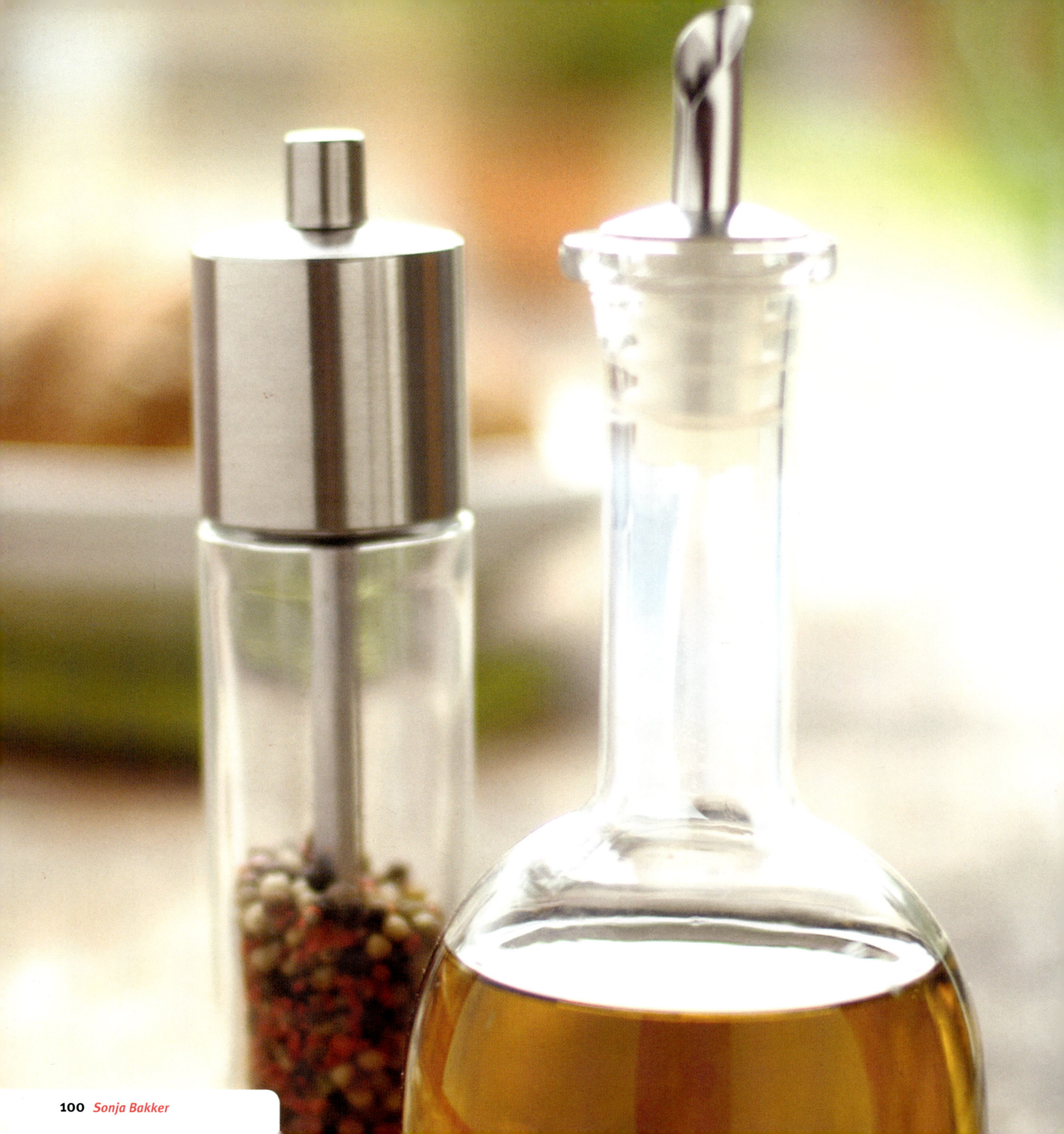

Leitfaden für eine dauerhafte Ernährungsumstellung

Sorgen Sie dafür, dass Sie nicht in Ihre alten Gewohnheiten zurückfallen und Nahrungsmittel unüberlegt oder in großen Mengen zu sich nehmen. Machen Sie nicht den Fehler, aus Bequemlichkeit auf ausreichend Bewegung zu verzichten, denn während der Diät haben Sie Ihren Stoffwechsel erhöht. Wenn Sie sich weiterhin aktiv bewegen, bleibt Ihr Stoffwechseltempo konstant.

Der folgende Rat ist wahrscheinlich am wichtigsten:
Nach dem letzten Wochenmenü ergänzen Sie Ihre Diät durch ein Milchprodukt und einen Pausensnack für zwischendurch.

Das gilt sowohl für Frauen als auch für Männer. Wenn Sie meine Ratschläge aus allen vorherigen Kapiteln befolgen, werden Sie kein Gramm zunehmen. Nehmen Sie trotzdem zu, wird es nicht viel sein. Befolgen Sie dann einfach einen Tag lang den Speiseplan aus einem Wochenmenü und Sie werden direkt wieder abnehmen. Natürlich können Sie mit der Diät nach der letzten Woche auch wieder von vorne beginnen.

Eine wichtige Regel, die mir langfristig sehr geholfen hat (und auch jetzt noch hilft), besagt: Ersetzen Sie Kuchen, Snacks oder andere kalorienreiche Produkte durch Obst. Sorgen Sie dafür, dass Sie immer genügend Obst im Haus haben. Essen Sie Ihr Lieblingsobst - so werden Sie kein Hungergefühl entwickeln, kein schlechtes Gewissen bekommen und sich keine Sorgen um Ihr Gewicht machen müssen. Denken Sie daran, wie sehr Sie sich anstrengen mussten, um all die lästigen Kilos loszuwerden.

Zum Abschluss möchte ich noch einmal alle Ratschläge zusammenfassen:
- Bewegen Sie sich täglich.
- Verwenden Sie nicht zu viel Salz.
- Essen Sie so oft wie möglich frische Produkte.
- Trinken Sie mindestens acht große Gläser Wasser pro Tag.
- Obst essen, wenn der Hunger kommt.

Wenn Sie Ihr Wunschgewicht erreicht haben, wissen Sie auch, wie Sie dieses Gewicht beibehalten können. Sie haben die richtige Methode kennengelernt, um kein einziges Gramm mehr zuzunehmen.

KAPITEL 12

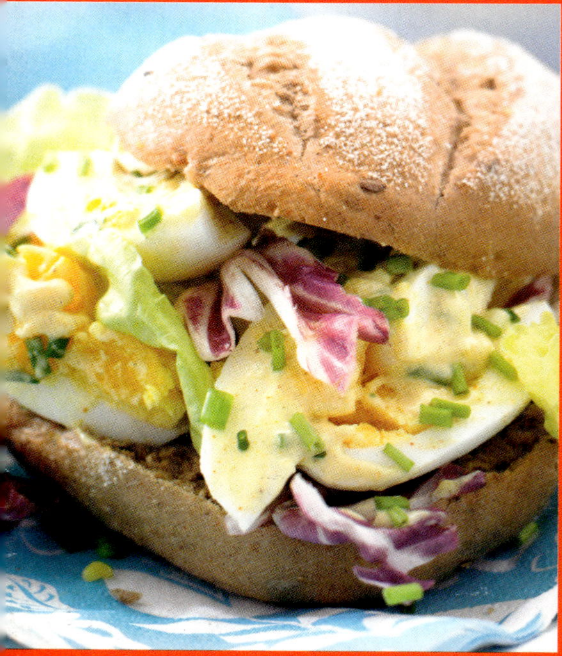
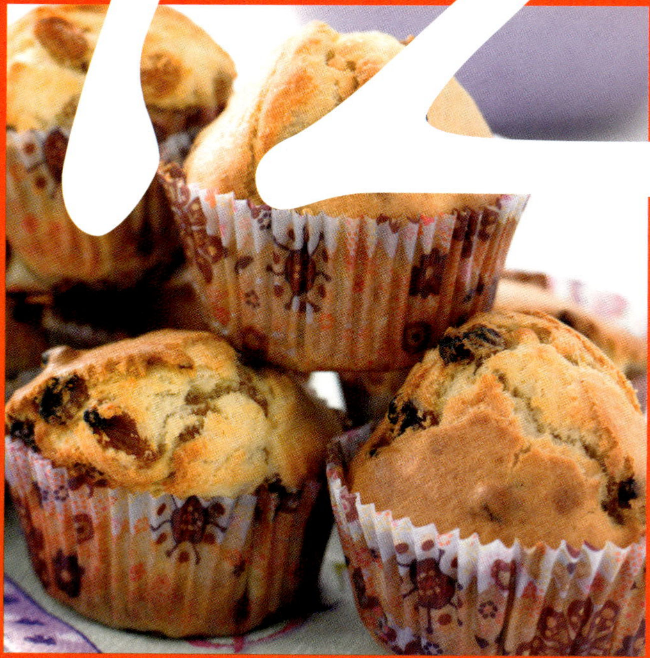
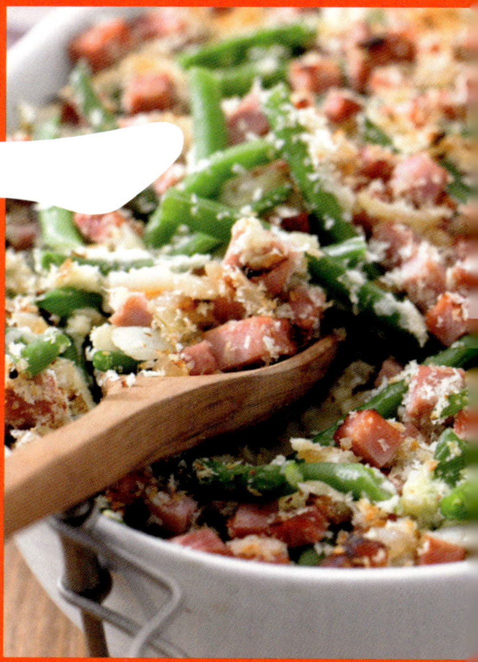

Schlemmer-Rezepte

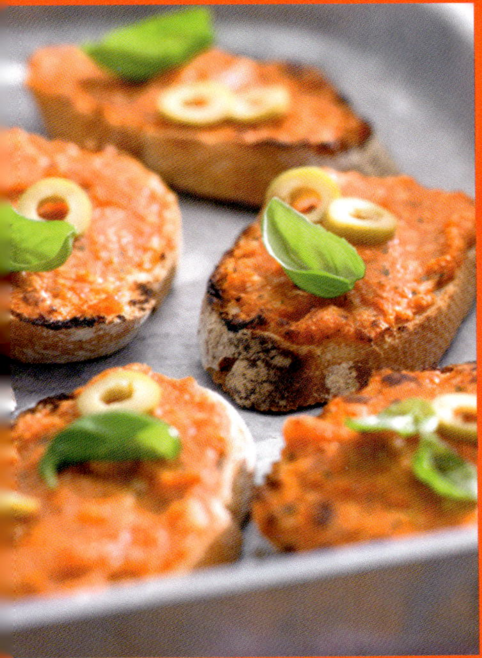
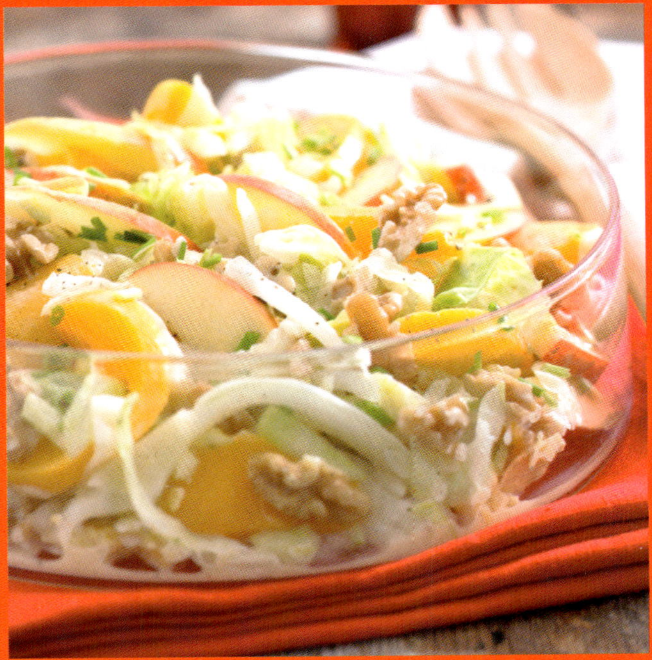
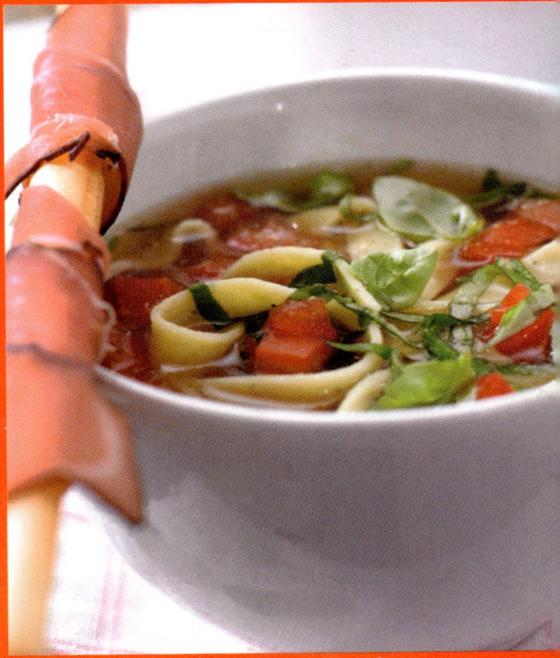

In diesem Kapitel finden Sie viele leckere Rezepte, die Ihnen helfen, Ihre Menüs abwechslungsreich zu gestalten. Alle Rezepte sind fettarm und einfach zuzubereiten.

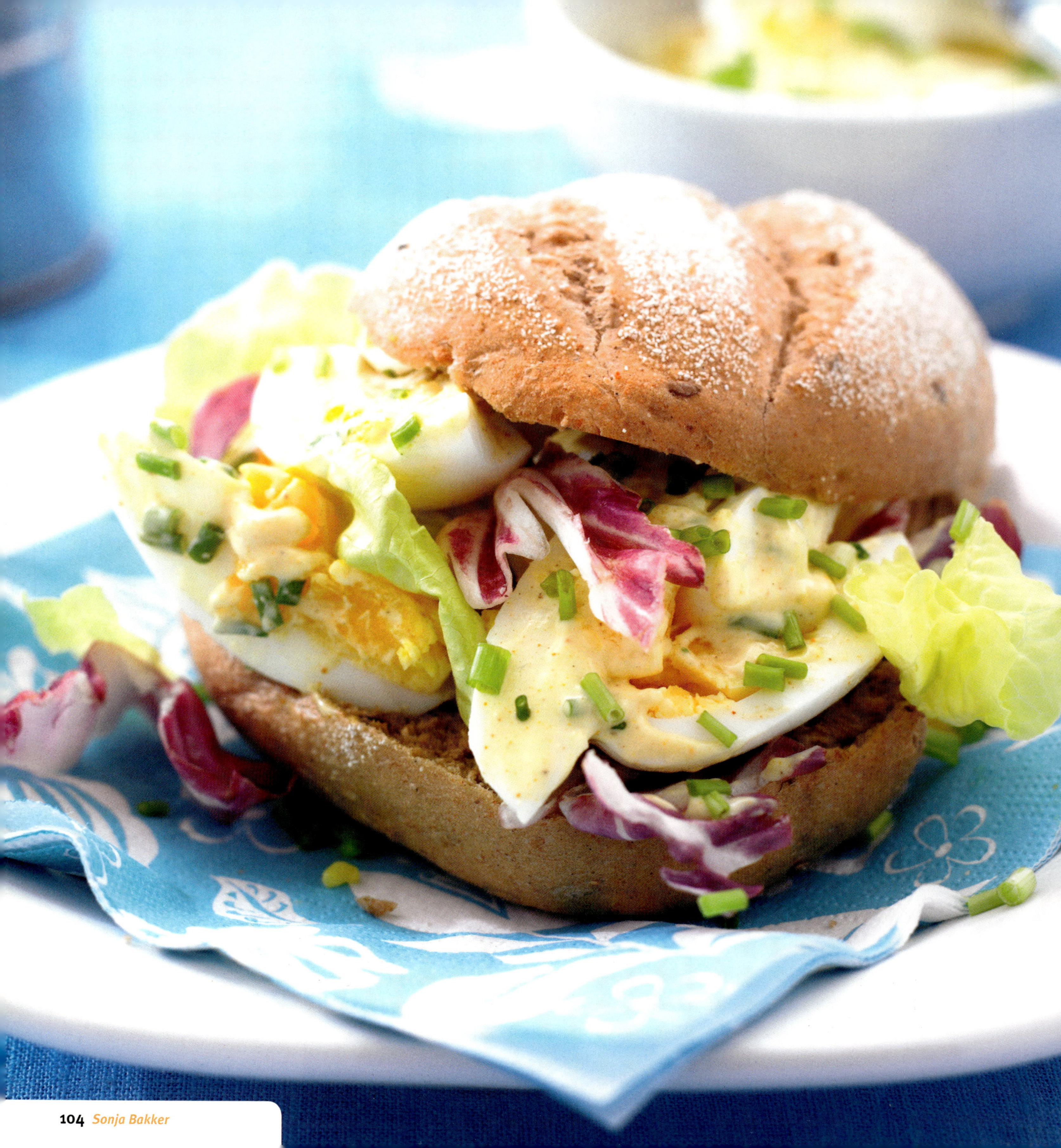

Vollkornbrötchen mit Eiersalat

Vollkornbrötchen mit Eiersalat

(für 4 Personen)

Zutaten:

4 Vollkornbrötchen
2 Teelöffel Senf
4 hartgekochte Eier
1 Esslöffel Joghurtdressing
2 Esslöffel Creme Fraiche (light)
2 Esslöffel kleingeschnittener Schnittlauch
1 Messerspitze Curry
frisch gemahlener Pfeffer
Salz
Salatblätter zum Garnieren

Zubereitung:

Die Brötchen aufschneiden und mit etwas Senf bestreichen. Die Eier schälen und in größere Stücke schneiden. Das Joghurtdressing mit Creme Fraiche, Pfeffer, Salz, Curry und Schnittlauch vermengen. Anschließend die Soße vorsichtig mit den Eiern vermischen. Die Brötchen mit dem Eiersalat und Salatblättern belegen.

Käse-Zwiebel-Baguette

(für 2 Personen)

Zutaten:

1 Baguette zum Fertigbacken
1 Zwiebel
100 Gramm geriebener fettarmer Käse

Zubereitung:

Die Zwiebel schälen und anschließend in sehr dünne Ringe schneiden. Den Backofen auf 240 Grad vorheizen. Die Zwiebelringe zum geriebenen Käse geben. Den obersten Deckel des Baguettes abschneiden und das Baguette der Länge nach einschneiden. 3/4 des Käses auf der Innenseite des Baguettes, den restlichen Käse auf der oberen Seite des Baguettes verteilen. Das Baguette für ungefähr 10 Minuten in den Backofen schieben.

Rotkohlsalat

(für 2 Personen)

Zutaten:

150 Gramm Rotkohl
1/2 Orange
1 Esslöffel Rosinen
2 Esslöffel roter Portwein oder Rotwein
1/2 Esslöffel Öl
1 Teelöffel Zimt
1 Messerspitze Nelkenpulver

Zubereitung:

Die Rosinen in Wasser quellen lassen. Den Rotkohl auf einer groben Reibe raspeln. Die Orange schälen und entkernen, das Fruchtfleisch in Stücke schneiden. Öl, Portwein, Nelkenpulver und Zimt mit einem Schneebesen verrühren. Das Dressing über den Rotkohl geben und alles gut vermengen. Den Salat mit Orangenstückchen und Rosinen garnieren.

Reis-Auflauf mit Rindfleisch

(für 4 Personen)

Zutaten:

500 Gramm mageres Rindfleisch
1 Esslöffel Olivenöl
200 Gramm Suppengemüse (klein geschnitten)
1 Dose gemischtes Obst
1 Tütchen Currysoße
400 Gramm Naturreis

Zubereitung:

Das Rindfleisch in kleinere Stücke schneiden, salzen und pfeffern und in etwas Öl anbraten. Das Suppengemüse hinzufügen und ungefähr 5 Minuten braten, bis alles gar ist. Die Currysoße gemäß Beschreibung auf der Verpackung zubereiten, in die Pfanne geben und zum Schluss das Obst (ohne Saft) dazugeben. Fertig!

Lauchsuppe
(für 2 Personen)

Zutaten:

200 Gramm Lauch
1 Esslöffel Olivenöl
300 ml (Gemüse-)Brühe (Tablette)
1 Messerspitze Thymian
1 Zweig Petersilie
Pfeffer, Salz
2 Esslöffel fettarmer Joghurt oder
2 Esslöffel geriebener fettarmer Käse

Zubereitung:

Den Lauch gut waschen und in dünne Ringe schneiden. Das Öl erwärmen, den Lauch hinzugeben und 10 Minuten anbraten. Die Brühe und den Thymian hinzugeben, und die Suppe 5 Minuten kochen lassen. Die Suppe durch ein Sieb passieren oder mit dem Pürierstab pürieren und in einem kleinen Topf nochmals kurz aufkochen. Die Petersilie waschen und klein hacken. Die Suppe jetzt mit Pfeffer und Salz würzen und auf zwei Teller verteilen. Beide Teller mit einem Esslöffel Joghurt und etwas Petersilie garnieren. Anstatt des Joghurts können Sie auch Käse verwenden.

Kartoffelgratin
(für 4 Personen)

Zutaten:

1 Knoblauchzehe
5 große, festkochende Kartoffeln
3 Esslöffel frisch geriebener Parmesankäse
600 ml Gemüse- oder Hühnerbrühe
Prise geriebene Muskatnuss
Salz und schwarzer Pfeffer

Zubereitung:

Den Backofen auf 200 Grad vorheizen. Die Knoblauchzehe halbieren und den Boden und die Seiten einer großen, flachen Auflaufform damit einreiben. Die Kartoffeln in dünne Scheiben schneiden und ein Drittel in die Form legen. Mit etwas Käse bestreuen und mit Salz und Pfeffer würzen. Etwas Brühe über die Kartoffeln gießen, damit diese nicht verfärben. Diesen Vorgang mehrmals wiederholen. Zum Schluss den restlichen Käse verteilen und mit der noch übrigen Brühe begießen. Alles mit geriebener Muskatnuss würzen. Das Gericht für 75 - 90 Minuten in den Ofen schieben, bis die Kartoffeln gar sind und der Rand schön braun geworden ist.

Zu diesem Gericht schmecken Zwiebeln besonders gut. Bevor Sie das Gericht in den Ofen schieben, können Sie eine mittelgroße Zwiebel in dünne Ringe schneiden und auf dem Käse verteilen.

Muffins
(12 Stück)

Zutaten:

300 Gramm Mehl
1 Teelöffel Backpulver
1 Esslöffel Lebkuchengewürz
75 Gramm brauner Rohrzucker
1 Messerspitze Salz
200 ml fettarme Milch
2 Eier
2 Esslöffel flüssige Butter
Außerdem:
12 Papierförmchen für Muffins
Muffinbackblech für 12 Stück

Zubereitung:

Den Backofen auf 200 Grad vorheizen. Die Papierförmchen in die Vertiefungen des Backblechs setzen. Mehl, Backpulver, Gewürze, Zucker und Salz in eine Schüssel sieben.
Milch, Eier und Butter in einen Messbecher geben, kurz schlagen und zum Mehl geben. Mit einer Gabel zu einer krümeligen Masse rühren. Der Teig sollte nicht ganz glatt werden, weil die Muffins sonst nicht so locker werden. Den Teig mit einem Löffel in die Förmchen füllen und 25 Minuten backen. Vor dem Verzehr etwas abkühlen lassen.

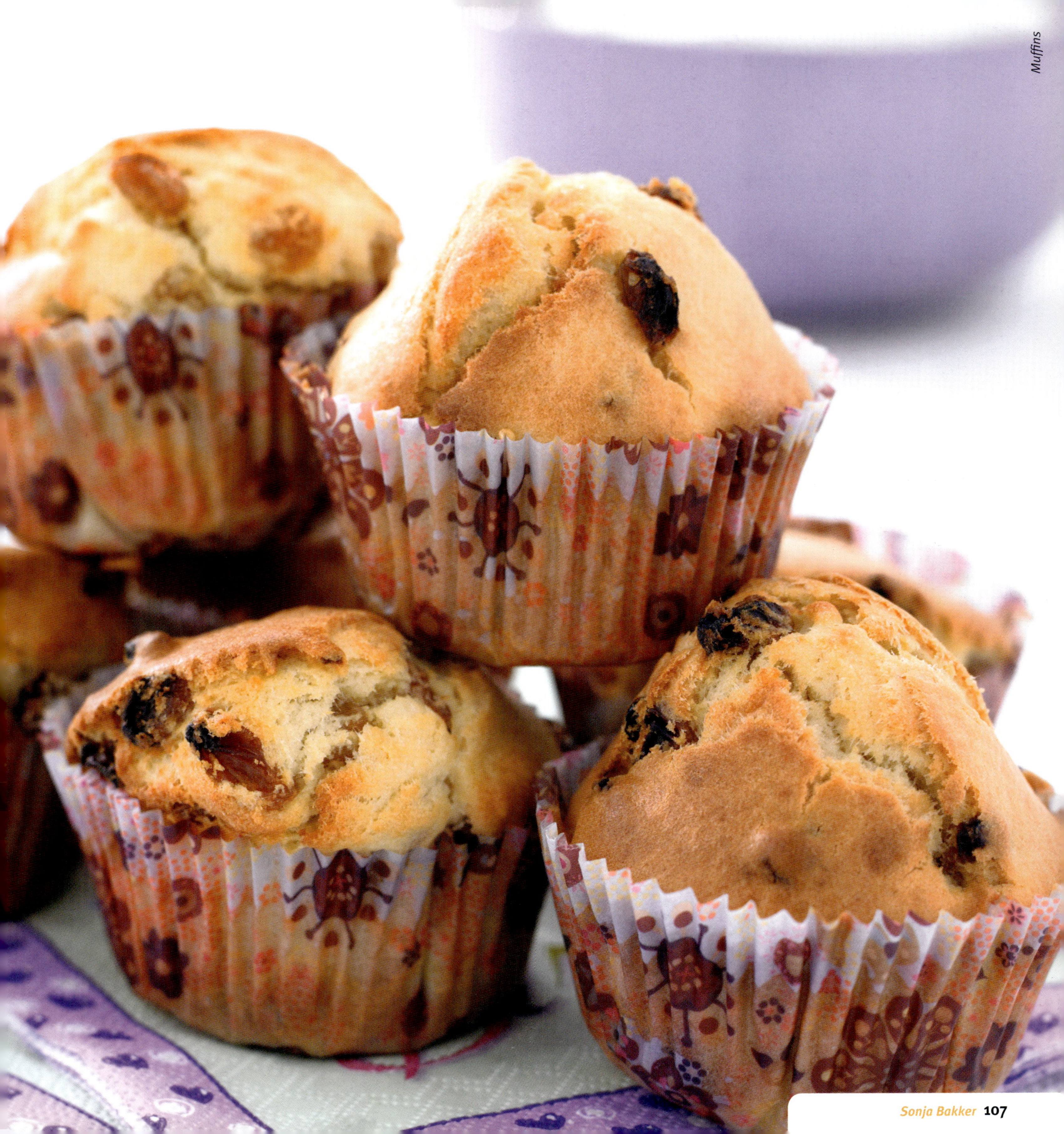

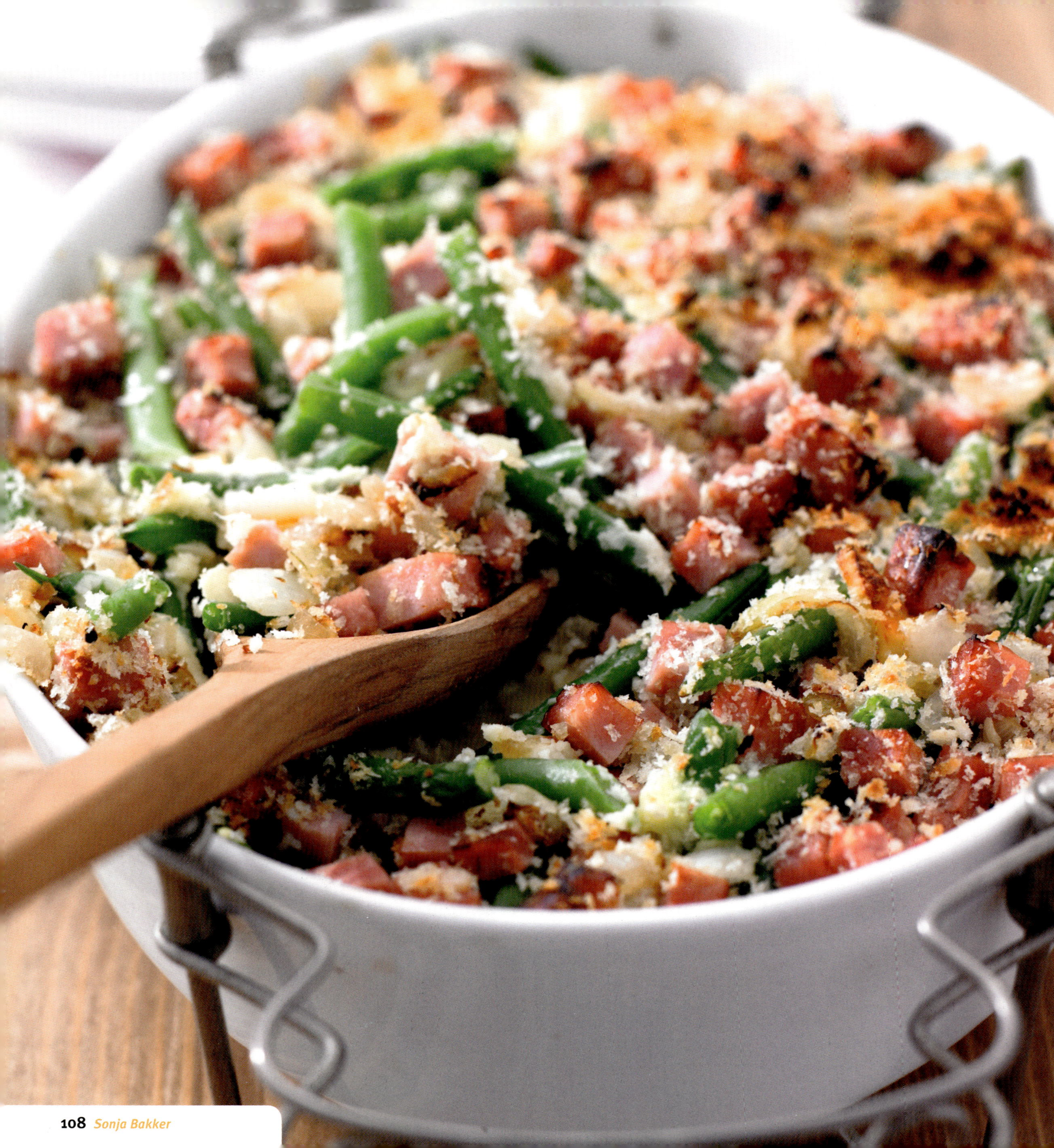

Prinzeßbohnen mit Schinken und Zwiebeln

Feurige Bohnen mit Möhren

(für 4 Personen)

Zutaten:

500 Gramm Schnittbohnen
300 Gramm Möhren
1 große Zwiebel
2 Knoblauchzehen
2 Teelöffel Curry-Gewürzmischung
100 ml Wasser
Salz

Zubereitung:

Die Zwiebel waschen und klein hacken. Die Knoblauchzehen waschen. Die Schnittbohnen in 1 cm große Stücke schneiden. Die Möhren gut säubern und in Scheiben schneiden. Die Zwiebel mit etwas Öl in einer Pfanne andünsten und den Knoblauch mit einer Knoblauchpresse darüber verteilen. Bohnen, Möhren, Gewürze, Salz und 100 ml Wasser zufügen. Das Gemüse in einer Pfanne mit Deckel noch ± 15 Minuten garen lassen.

Porree-Eintopf

(für 2 Personen)

Zutaten:

3 Stangen Porree
250 Gramm Champignons
100 Gramm paniertes Hähnchenfleisch
1 Esslöffel Öl
Schuss fettarme Milch
2 Soßenlöffel Sauce Hollandaise light (z. B. von Knorr)
1 Schöpflöffel Ketjap Manis (aus dem Asialaden)

Zubereitung:

Den Porree und die Champignons in Scheiben schneiden. Das Hähnchenfleisch (in Stücke geschnitten) in einer Pfanne anbraten. In der Zwischenzeit den Porree und die Champignons in ein wenig Milch andünsten. Danach das Hähnchenfleisch hinzugeben. Anschließend die Soße hinzufügen. 5 Minuten kochen lassen.

Prinzessbohnen mit Schinken und Zwiebeln

(für 4 Personen)

Zutaten:

800 Gramm Prinzessbohnen
1 Schuss Olivenöl
300 Gramm Hinterschinken
1 kleingeschnittene Zwiebel
1 Packung Kartoffelpüree
Paniermehl nach Wahl

Zubereitung:

Die Prinzessbohnen etwa 6 Minuten bissfest kochen. Schinken und Zwiebel kurz in einer Pfanne andünsten. Das Kartoffelpüree zubereiten. Anschließend das Püree, die Bohnen, Schinken und Ei in eine eingefettete Ofenform geben. Paniermehl darüber streuen (gibt eine schöne Farbe) und ungefähr 20 bis 30 Minuten im Ofen (180 Grad) überbacken. Guten Appetit!

Hühner-Kartoffelauflauf

(für 4 Personen)

Zutaten:

450 Gramm Hähnchenbrustfilet
50 Gramm Butter
1/2 große Dose Gemüsesuppe
1 Tüte Kartoffelpüree
100 Gramm geriebener Käse

Zubereitung:

Die Butter in einer Pfanne erwärmen und das Hühnerfilet goldbraun anbraten. Die Suppe hinzufügen. Alles gut durchrühren und das Hähnchenfleisch mit einem Deckel auf mittlerer Stufe noch ca. 30 Minuten garen lassen. Das Kartoffelpüree gemäß Beschreibung auf der Verpackung zubereiten. Das Gericht in eine Ofenschale geben. Das Püree auf dem Gericht verteilen. Mit fettarmem Käse bedecken. Im sehr heißen Backofen (Grillstufe) überbacken, bis der Auflauf eine goldbraune Kruste hat.

Spiegelei mit Gemüse
(für 2 Personen)

Zutaten:
250 Gramm Auberginen
1/2 Paprika
2 Tomaten
1 Zwiebel
1 Knoblauchzehe
10 Gramm Margarine zum Braten
Pfeffer und Salz
1/2 Teelöffel Oregano
2 Eier

Zubereitung:
Die Aubergine waschen und in Scheiben schneiden. Die Paprika waschen, Stielansatz, Kerne und die weißen Rippen entfernen und in Würfel schneiden. Die Tomaten würfeln. Die Zwiebel und den Knoblauch schälen und klein hacken. Die Margarine in einer Pfanne erwärmen und Zwiebeln und Knoblauch andünsten. Aubergine, Paprika und Tomaten hinzugeben und mit Oregano, Salz und Pfeffer würzen. Das Gemüse 5 Minuten schmoren lassen. Die Eier am Rand aufschlagen, hineingleiten lassen und braten, bis das Eiweiß fest ist.

Hähnchenschenkel aus dem Bräter
(für 2 Personen)

Zutaten:
2 Hähnchenschenkel
1 kleine Zwiebel
150 Gramm Möhren
100 Gramm Champignons
300 Gramm gewaschene Pellkartoffeln
150 Gramm Erbsen (Tiefkühlkost)
Pfeffer und Salz
1 Messerspitze Thymian
1 Lorbeerblatt

Zubereitung:
Den Backofen auf 240 Grad vorheizen. Von den Hähnchenschenkeln die Haut entfernen und die Schenkel anschließend in den Bräter legen. Die Zwiebel klein hacken. Die Möhren waschen und in Stücke schneiden. Die Champignons säubern und halbieren. Die Kartoffeln waschen und zusammen mit dem Gemüse über die Hähnchenschenkel verteilen. Mit Pfeffer, etwas Salz und Thymian würzen. Das Lorbeerblatt dazwischen legen. Den Bräter mit Deckel für eine Stunde in den Backofen geben.

Pochierter Lachs mit Broccoliröschen
(für 2 Personen)

Zutaten:
2 Stück Lachsfilet à 100 Gramm
1 Würfel Fischbouillon
100 ml Weißwein
400 ml Wasser
250 Gramm Broccoli
2 Tomaten
Olivenöl
Schnittlauch

Zubereitung:
400 ml Wasser und 100 ml Weißwein zusammen mit einem Würfel Fischbouillon zum Kochen bringen. Sobald die Bouillon kocht, den Lachs hinzugeben und 6 Minuten leicht kochen lassen. In der Zwischenzeit die Broccoliröschen 3 bis 4 Minuten kochen. Die Tomaten in Scheiben schneiden und durch das Olivenöl ziehen.

Kalt als Salat
Den Lachs aus dem Topf nehmen und abkühlen lassen, ebenso den Broccoli. Danach beides vorsichtig mischen und mit den Tomatenscheiben und etwas Schnittlauch garnieren. Eventuell mit ein paar kalten Nudeln servieren.

Warm
Lachs mit Broccoli, Tomaten und Schnittlauch garnieren. Schmeckt vorzüglich mit Nudeln.

Lasagne rapida (die schnelle Lasagne)

(für 4 Personen)

Zutaten:

300 Gramm Broccoli
16 Blätter Lasagne (vorgekocht)
200 Gramm gewürztes Hähnchenbrustfilet
250 Gramm Ricotta (italienischer Frischkäse)
1 Esslöffel Zitronensaft
1 Bund Basilikum
4 Esslöffel Pinienkerne
3 Esslöffel Parmesankäse
Salz und Pfeffer

Zubereitung:

Den Broccoli bissfest kochen. Das Hühnerfilet klein hacken und in einer Pfanne anbraten. Den Ricotta und den Zitronensaft in einer Schüssel verrühren. Das Basilikum klein hacken und dazugeben. Eine Schicht Hähnchenfleisch in die Auflaufform legen, darüber den Broccoli (kleine Stückchen) verteilen, mit den Lasagne-Blättern bedecken und mit der Ricottamasse bestreichen. Die Zutaten auf diese Weise mehrfach übereinander schichten, bis alles aufgebraucht ist (zuletzt der Ricotta). Zum Schluss die Pinienkerne und den Käse mischen und über die Lasagne geben. Die Lasagne auf der mittleren Schiene ca. 20 Minuten in den Backofen schieben (200 Grad), bis die obere Schicht hellbraun ist.

Pomodori ripieni (gefüllte Tomaten)

(für 4 Personen)

Zutaten:

8 mittelgroße Tomaten
150 Gramm Rinderhackfleisch
1 Bund Petersilie
2 Zwiebeln
2 Knoblauchzehen
4 Esslöffel Paniermehl
4 Esslöffel Parmesankäse
1 Esslöffel Zitronensaft
Pfeffer und Salz

Zubereitung:

Die Tomaten waschen und die „Deckel" abschneiden, damit das Innere der Tomate einfacher zu entfernen ist. Die Tomaten mit einem kleinen Löffel aushöhlen, auf den Kopf stellen und leerlaufen lassen. Das Hackfleisch anbraten. Petersilie, Zwiebel und Knoblauch waschen und klein hacken. Alles, auch das Fruchtfleisch der Tomate, unter das Hackfleisch mischen. Ungefähr 5 Minuten braten. Den Backofen vorheizen. Anschließend Paniermehl und Käse hinzufügen, gut mischen und in die Tomaten füllen. Die Tomaten auf dem mittleren Backblech ca. 20 Minuten backen, bis die Paniermehl-Käse-Kruste schön braun geworden ist.

Gebratenes Spinat-Omelett

(für 2 Personen)

Zutaten:

4 aufgeschlagene Eier
200 Gramm gekochter, abgetropfter und gehackter Spinat
2 Esslöffel gehackte Petersilie
1/4 Teelöffel Salz
1/4 klein gehackte Knoblauchzehe
Pfeffer und gemahlene Muskatnuss
1 Esslöffel Olivenöl
2 Esslöffel klein gehackte Frühlingszwiebel
1 Teelöffel Sesam

Zubereitung:

Eier zusammen mit Petersilie, Salz, Knoblauch, Pfeffer und Muskatnuss unter den Spinat mischen. In einer ofenfesten Pfanne das Öl erhitzen und die Frühlingszwiebel andünsten. Die Spinatmasse hinzufügen und auf hoher Stufe braten, dabei die Pfanne hin und her schütteln, um ein Anbrennen zu vermeiden. Das Omelett braten, bis die Unterseite hellbraun ist. Jetzt die Pfanne unter den Grill stellen, bis das Ei fest geworden ist. Mit Sesam bestreuen. Lecker mit einem Mehrkornbrötchen.

Baguette mit Tomatentapenade
(für 4 Personen)

Zutaten:

3 Tomaten
4 grüne Oliven ohne Kern
1 Esslöffel Olivenöl
4 Esslöffel geraspelter, fettarmer Käse
2 Knoblauchzehen
8 Scheiben Baguette

Zubereitung:

Die Tomaten einschneiden und eine Minute in kochendes Wasser tauchen. Danach in kaltem Wasser abschrecken. Die Tomaten schälen und zusammen mit den Oliven, dem Olivenöl, dem geraspelten Käse und den Knoblauchzehen pürieren. Das Baguette in Scheiben schneiden und die Tomatentapenade auftragen. Auch warm sehr lecker, dazu die Scheiben drei Minuten im vorgeheizten Backofen erwärmen.

Dies ist auch eine gute Idee für ein Fest. Dazu schmeckt am besten ein Glas Rotwein.

Nudeln mit Putenfleisch und Käse
(für 4 Personen)

Zutaten:

1 mittelgroße Zwiebel, gehackt
150 ml Gemüse- oder Hühnerbrühe
2 Esslöffel fettarme Margarine
300 ml fettarme Milch
50 Gramm fettarmer Cheddarkäse, gerieben
1 Teelöffel Senf
225 Gramm Nudeln
4 Scheiben geräuchertes Putenfleisch
2-3 feste Tomaten, in Scheiben geschnitten
frische Basilikumblätter
1 Esslöffel geriebener Parmesankäse
Salz und Pfeffer

Zubereitung:

In einer Pfanne Zwiebel und Brühe zum Kochen bringen und unter ständigem Rühren 5 bis 6 Minuten kochen lassen, bis die Brühe eingedickt ist und die Zwiebeln glasig sind. In einem Stieltopf eine Mehlschwitze aus Margarine, Mehl, Milch und Gewürzen herstellen. Schlagen, bis die Soße dick ist. Den Topf vom Herd nehmen und den Cheddar, den Senf und die Zwie-bel zufügen. Die Nudeln kochen, abgießen und unter die Soße rühren. Alles in eine flache Auflaufform geben. Mit den Putenfleischscheiben und den Tomaten bedecken. Die Basilikumblätter dazwischen stecken, alles mit Parmesankäse bestreuen und im Backofen (Grillstufe) überbacken, bis die Oberseite hellbraun ist. Mit warmem Ciabatta und einem gemischten Salat servieren.

Krautsalat
(für 2 Personen)

Zutaten:

1/2 Weißkohl
1 Zwiebel
100 Gramm Staudensellerie
1/2 grüne Paprika
1/2 geraspelte Möhre
8 Gewürzgurken
1 gekochtes Ei
5 Esslöffel Mayonnaise (mit Joghurt zubereitet)
3 Pfirsiche aus der Dose
150 Gramm Hähnchenbrustfilet

Zubereitung:

Alles in kleine Stücke schneiden. Den geraspelten Kohl mit der Zwiebel, Staudensellerie, Möhren, Paprika, Pfirsichen, Hühnerfilet und den Gurken mischen. Die Mayonnaise unter den Krautsalat rühren. Die Ei-Stückchen erst kurz vor dem Servieren unter den Salat mischen. Schmeckt gut mit Reis, Kartoffeln oder Fladenbrot.

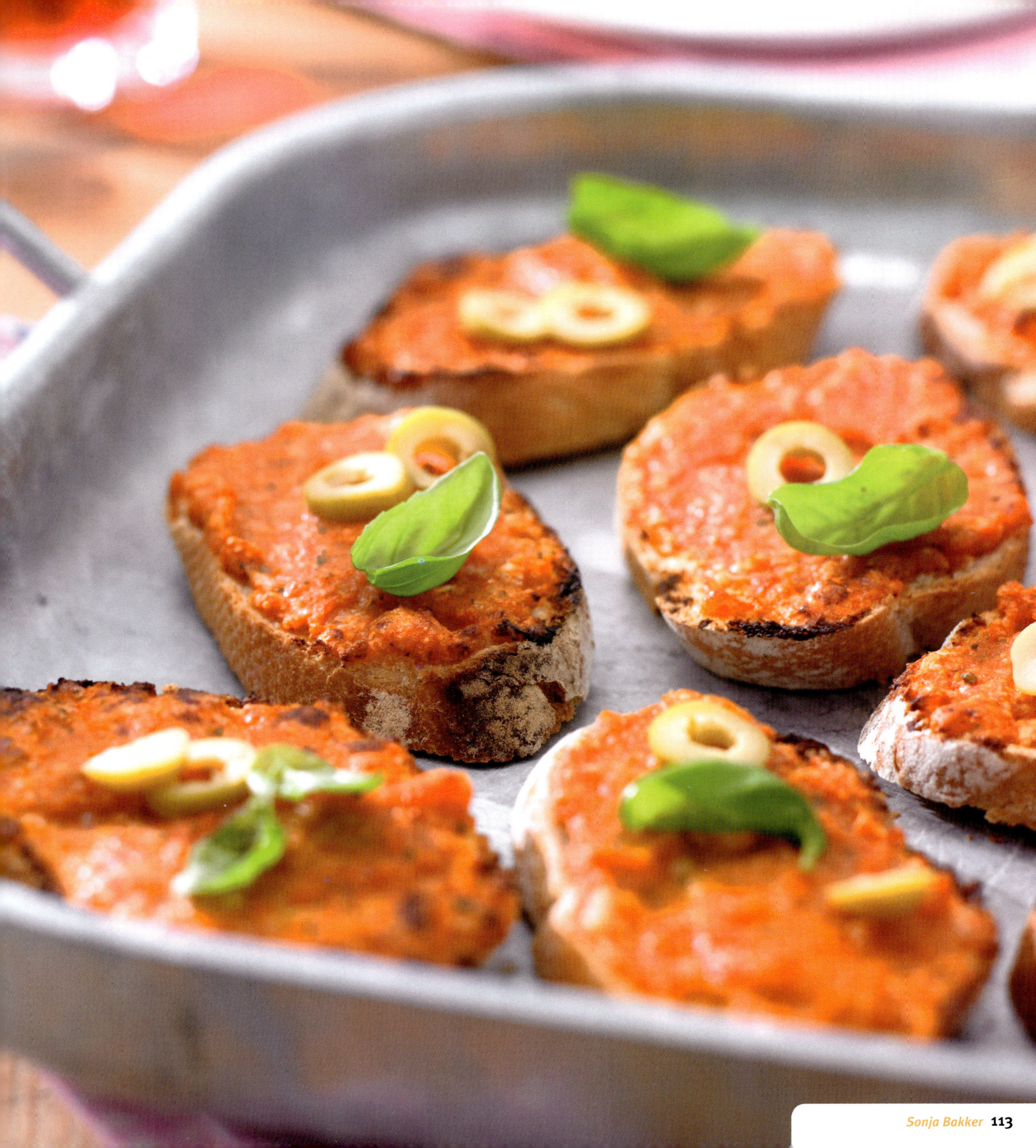

Baguettebrot mit Tomatentapenade

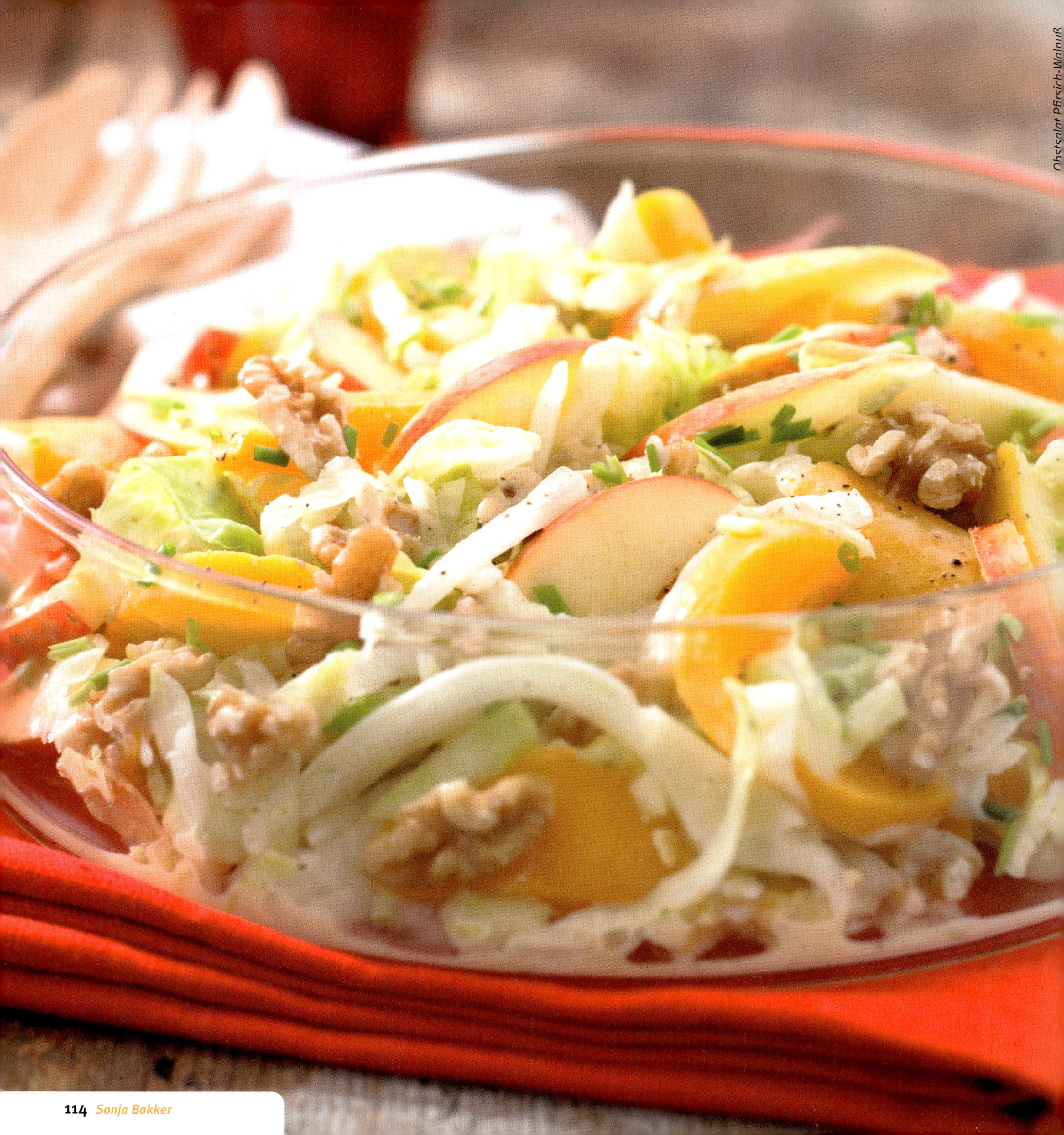

Obstsalat Pfirsich-Walnuss

(für 4 Personen)

Zutaten:

1 großer Eisbergsalat, gewaschen und gut abgetropft
2 Äpfel
1 Esslöffel Zitronensaft
5 halbe Pfirsiche
40 Gramm Walnüsse
3 Esslöffel Orangensaft
4 Esslöffel Joghurtdressing
2 Esslöffel Honig, nach Geschmack

Zubereitung:

Salat und Äpfel in Streifen schneiden. Die Apfelscheiben mit Zitronensaft beträufeln, damit sie nicht braun werden. Pfirsiche ebenfalls klein schneiden und die Hälfte der Nüsse grob hacken. Mischen Sie den Orangensaft mit dem Joghurtdressing und verfeinern Sie alles mit etwas Honig. Dann den Salat, Äpfel, Pfirsiche und Walnüsse mit der Soße vermischen.

Apfelkuchen

Zutaten:

Margarine (um die Form einzufetten)
Mehl
2 kleine Äpfel
1 Zitrone (unbehandelt)
25 Gramm Margarine
75 Gramm Quark Magerstufe
100 Gramm Zucker
1 Tütchen Vanillezucker
1 Messerspitze Salz
2 Eier
100 Gramm Mehl mit Backpulver
Puderzucker

Zubereitung:

Die Springform (15 cm Durchmesser) mit Margarine einfetten und bemehlen. Den Backofen auf 160 Grad vorheizen. Die Äpfel schälen, vierteln und auf der runden Seite ein paar Mal einschneiden. Die Zitrone waschen und die Schale abschaben. Die Margarine mit Quark, Zucker, Vanillezucker, Zitronenschale und dem Salz vermengen. Die Eier nach und nach unterrühren. Das Mehl mit dem Backpulver in die Schüssel sieben und alles zu einem glatten Teig rühren. Den Teig in die Springform geben und die Apfelstücke mit der runden Seite nach oben in den Teig drücken. Den Apfelkuchen im Backofen eine Stunde backen. Den abgekühlten Apfelkuchen noch mit Puderzucker bestreuen. Schneiden Sie den Kuchen in 8 Stücke.

Zwiebelsuppe

(für 2 Personen)

Zutaten:

500 Gramm Zwiebeln
1 Esslöffel Olivenöl
1 Teelöffel Curry
2 Esslöffel Mehl
1 Liter (Gemüse-)Brühe
2 Scheiben Weißbrot
75 Gramm fettarmer Käse

Zubereitung:

Die Zwiebeln waschen und in dünne Ringe schneiden. Das Öl erwärmen und die Zwiebelringe mit dem Curry andünsten. Das Mehl über die Zwiebeln geben und heiß werden lassen. Unter ständigem Rühren jetzt die Brühe nach und nach zufügen. Die Suppe auf niedriger Stufe 30 Minuten kochen lassen. Das Brot kreisförmig ausschneiden und toasten. Die Suppe auf zwei Teller verteilen. Die Brotscheiben auf die Suppe legen und mit Käse bestreuen. Die Teller kurz in den Backofen (Grill) stellen, bis der Käse geschmolzen und etwas braun geworden ist.

Italienischer Auflauf
(für 4 Personen)

Zutaten:
500 Gramm Broccoli oder Endivien
500 Gramm Kartoffeln oder 2 Tüten Maggi Kartoffelpüree
150 Gramm Gorgonzola in kleine Stücke geschnitten oder 150 Gramm gewürfelter Hinterschinken
100 Gramm gehackte Walnüsse
2 Knoblauchzehen

Zubereitung:
Die Kartoffeln schälen und zusammen mit dem Broccoli (oder Endivien) ca. 20 Minuten bissfest garen. Oder anstatt der Kartoffeln das Püree gemäß Beschreibung auf der Verpackung (keine Butter zufügen!) zubereiten. Broccoli/Endivien mit dem Gorgonzola, Schinken, Knoblauch und Nüssen zum Püree geben. Das Püree 10 Minuten in den vorgeheizten Backofen stellen, damit der Käse schmilzt.

Tipp: Der Käse lässt sich einfacher schneiden, wenn Sie ihn vorher 15 Minuten ins Tiefkühlfach legen.

Ratatouille
(für 4 Personen)

Zutaten:
3 Zwiebeln
1 Zucchini (ungeschält)
1 Aubergine (ungeschält)
2 Tomaten
1 grüne Paprika
1 rote Paprika
4 Kartoffeln
300 Gramm Hähnchenbrustfilet (in Stücke)
3 Knoblauchzehen
4 Esslöffel Ketjap Asin (aus dem Asialaden)
3 Esslöffel Dill
Salz und Pfeffer

Zubereitung:
Die Zwiebeln und den Knoblauch in ein wenig Öl andünsten. Das Hähnchenfleisch hinzugeben. Danach mit Salz, Pfeffer und Dill würzen. 2 bis 3 Tassen Wasser hinzufügen. Das Gemüse, auch die Kartoffeln, in kleine Stücke schneiden und in den Topf geben. Anschließend nach Belieben mit Ketjap würzen. Leicht kochen lassen, das Gericht ist fertig, sobald die Kartoffeln gar sind. Mit grünem Salat servieren.

Pizza Margherita (mit Tomatensoße und Mozzarella)
(für 4 Personen)

Zutaten:
2 Pakete Pizzateig aus der Kühltheke (frisch und einfach zuzubereiten)
1 Esslöffel Olivenöl
2 Zwiebeln
2 Knoblauchzehen
200 Gramm Champignons
3 Tomaten
1 gelbe Paprika
100 Gramm Hinterschinken (in Scheiben)
375 Gramm Mozzarella
1 Bund Basilikum

Zubereitung:
Den Teig wie auf der Verpackung beschrieben zubereiten. Zwiebeln, Champignons, Tomaten, Paprika und Knoblauch sehr klein schneiden und in etwas Olivenöl andünsten. Sobald die Pizzaböden fertig sind, diese mit der beiliegenden Tomatensoße bestreichen. Den Mozzarella und den Hinterschinken in Scheiben schneiden, die Basilikumblätter abzupfen und alles auf den Pizzen verteilen. Die Pizzen ungefähr 20 Minuten in den Backofen schieben (200 Grad). Der Käse muss geschmolzen sein, darf aber nicht zu braun werden. Diese Pizza ist ein Tipp für jeden, der wenig Zeit hat, aber trotzdem etwas Leckeres essen möchte. Am besten mit einem frischen Salat servieren.

Cipolle al balsamico (Zwiebeln in Balsamico-Essig)
(für 4 Personen)

Zutaten:

600 Gramm kleine, rote Zwiebeln
5-10 Blätter Salbei
2 Esslöffel Olivenöl
4 Esslöffel Balsamico-Essig
2 Esslöffel Rotwein
2 Teelöffel Honig
Pfeffer und Salz

Zubereitung:

Die Zwiebeln waschen und vierteln. Die Salbeiblätter waschen und in schmale Streifen schneiden. Das Olivenöl in der Pfanne heiß werden lassen. Anschließend die Zwiebeln und den Salbei ca. 3 Minuten andünsten. Balsamico-Essig, Rotwein und Honig zu den Zwiebeln geben. Mit Salz und Pfeffer würzen und mit einem Deckel ungefähr 10 Minuten schmoren lassen. Mit Ciabattabrot und grünem Salat servieren.

Putenbrustfilet mit Gurke und Frühlingszwiebeln aus dem Wok
(für 2 Personen)

Zutaten:

200 Gramm Putenbrustfilet
1 Stück Gurke (ca. 12 cm)
3 Frühlingszwiebeln
2 Esslöffel Olivenöl
1 Knoblauchzehe
1 Esslöffel Sojasoße
1 Messerspitze Zucker
Cayennepfeffer

Zubereitung:

Das Putenfleisch in ca. 2 cm große Stücke schneiden. Die Gurke schälen, längs durchschneiden und die Kerne mit einem Teelöffel entfernen. Die Gurkenhälften in Stücke von 1 bis 2 cm schneiden und in einem Sieb abtropfen lassen. Die gewaschenen Frühlingszwiebeln in schräge Stücke von ca. 3 cm schneiden. Das Öl in einem Wok oder in einer Pfanne erwärmen und das Hähnchenfleisch hellbraun anbraten. Den Knoblauch darüber auspressen und die Frühlingszwiebeln hinzufügen. Die Sojasoße zusammen mit dem Zucker dazugeben und mit Cayennepfeffer würzen. Die Gurkenstücke hinzugeben und alles noch ungefähr 5 Minuten schmoren lassen, bis das Putenfleisch gar ist. Guten Appetit!

Joghurtshake mit Erdbeeren
(für 4 Shakes)

Zutaten:

250 Gramm Erdbeeren
100 ml Orangensaft
0,5 Liter fettarmer Joghurt
4 Strohhalme

Zubereitung:

Die Erdbeeren waschen und 4 schöne Erdbeeren zur Seite legen, die brauchen Sie später zum Garnieren. Bei den restlichen Erdbeeren die Stiele entfernen. Die Erdbeeren mit dem Orangensaft in einer Küchenmaschine oder in einer Rührmaschine pürieren. Den Joghurt hinzugeben und die Rührmaschine nochmals kurz anstellen. Den Shake in 4 Gläser füllen. In jedes Glas einen Strohhalm stecken und mit einer Erdbeere garnieren. Anstelle der Erdbeere können Sie auch ein Stück Pfirsich verwenden.

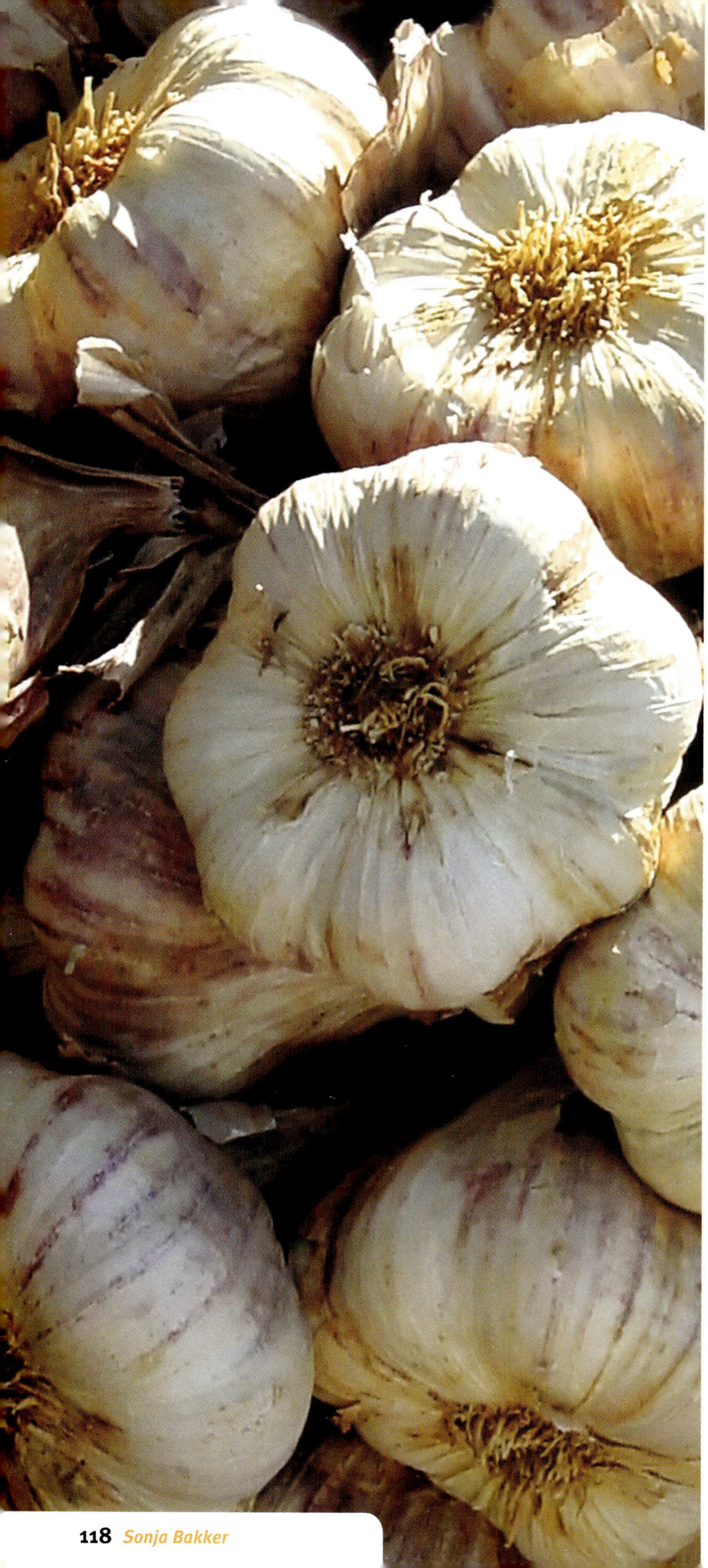

Gefüllte Paprika/Tomaten
(für 2 Personen)

Zutaten:

200 Gramm mageres Rinderhackfleisch
2 kleine Paprika
2 große Fleischtomaten
200 Gramm Champignons
1 kleine Zwiebel
2 Teelöffel Gulaschgewürz
1 Knoblauchzehe
Salz und Pfeffer

Zubereitung:

Den oberen Teil („Deckel") der Paprikaschoten und der Tomaten abschneiden. Paprikaschoten und Tomaten aushöhlen. Die Champignons sehr fein hacken, Knoblauch pressen oder zusammen mit der Zwiebel klein hacken. Alles würzen und zu einer Masse kneten. Die Paprika und die Fleischtomaten mit dem Hackfleisch füllen und in eine Auflaufform geben. Achtung: Damit die Paprika und Tomaten nicht anbrennen, dürfen sie den Rand der Auflaufform nicht berühren. Bei 190 Grad 20 bis 30 Minuten im Backofen garen. Zu diesem Gericht einen leckeren, grünen Salat und Reis oder Kartoffeln servieren.

Salat mit Hähnchenbrustfilet
(für 2 Personen)

Zutaten:

150 Gramm dünne Scheiben geräuchertes Hähnchenbrustfilet (Brotbelag)
150 Gramm Chicorée
1 dünne Stange Staudensellerie
Maggi
1 kleine Dose Mandarinen (175 Gramm)
75 Gramm weiße Weintrauben
4 Esslöffel Joghurt-Dressing
1 Esslöffel Zitronensaft
1 Zwiebel
Pfeffer

Zubereitung:

Das Gemüse und die Trauben in dünne Scheiben schneiden, die Dose Mandarinen in einem Sieb abtropfen lassen. Anschließend alles in eine Schale geben. Joghurt-Dressing, Zitronensaft und Zwiebel vermengen.

Tunesischer Hackfleisch-Auflauf

(für 4 Personen)

Zutaten:

1 Knollensellerie (400 Gramm)
2 Esslöffel Zitronensaft
1 Zwiebel
1 Bund Petersilie
500 Gramm Rinderhackfleisch
4 Esslöffel Sonnenblumenöl
Salz
1 Esslöffel Honig
1 Messerspitze gemahlene Muskatnuss
1/2 Teelöffel Zimtpulver
1 Kilo geschälte Kartoffeln
3 Esslöffel geraspelte Mandeln

Zubereitung:

Vom Sellerie die Wurzel entfernen, schälen und in schmale Streifen schneiden. Mit Zitronensaft beträufeln. Die Zwiebel schälen und klein hacken. Petersilie klein hacken. Den Ofen auf 200 Grad vorheizen. Das Hackfleisch anbraten und Salz, Selleriestreifen, Zwiebel, die Hälfte der Petersilie, Honig, Muskat und die Hälfte des Zimtpulvers zufügen. Alles noch 3 Minuten braten und dann mit Deckel 5 Minuten schmoren lassen. Die Kartoffeln in Stücke schneiden und 15 Minuten gar kochen. Abgießen und mit 2 Esslöffeln Öl, dem Rest der Petersilie und dem Zimtpulver pürieren. Das Hackfleisch in eine Auflaufform geben, das Püree darüber verteilen und mit den geraspelten Mandeln bestreuen. Das Gericht in die Mitte des Backofens schieben und solange garen, bis die Oberfläche goldbraun ist. Sehr lecker mit Tomatensalat. Zubereitungszeit: ungefähr 45 Minuten.

Boemboe Bali (mildes indonesisches Gericht)

(für 4 Personen)

Zutaten:

1 Brathähnchen oder 8 kleine Hähnchenkeulen
2 Zwiebeln
4 Knoblauchzehen
1 Chilischote (frisch) oder 2 bis 3 Teelöffel Sambal Olek
2 Teelöffel Laos (evtl. aus dem Asialaden)
1 Teelöffel Tamarinde (evtl. aus dem Asialaden)
1 Teelöffel Trassi (evtl. aus dem Asialaden)
1 Esslöffel Zucker
Ketjap Manis
Öl zum Braten

Zubereitung:

Das Hähnchen in kleine Stücke schneiden. Die Zwiebeln und den Knoblauch klein hacken, die Chilischote längs aufschneiden, die Kerne entfernen und die Chilischote in kleine Stücke schneiden. Das Öl in einer Pfanne erwärmen und Zwiebeln, Knoblauch und Chilischote dünsten. Die Gewürze hinzufügen, kurz andünsten und dann die Hähnchenstücke in die Pfanne legen. Sobald das Fleisch etwas braun ist, Salz, Ketjap, Zucker und ein wenig Wasser hinzugeben und ca. 1 Stunde schmoren lassen.

Steak mit gebratenen Tomaten
(für 2 Personen)

Zutaten:
150 Gramm Steak
4 große Tomaten
Pfeffer und Salz
Oregano
Knoblauchpulver

Zubereitung:
Die Steaks mit etwas Pfeffer und Salz würzen und in ein wenig Olivenöl braten. Die Steaks auf die Teller legen. Ohne die Pfanne zu reinigen, die Tomatenscheiben mit ein bisschen Salz, Pfeffer und den Gewürzen auf beiden Seiten kurz anbraten. Die gebratenen Tomaten zusammen mit dem Steak servieren.

Pandanreis mit Fischcurry
(für 4 Personen)

Zutaten:
350 Gramm Pandanreis (aus dem Asialaden)
200 Gramm Kabeljau in Stücke geschnitten
1 Tütchen Currysoße (z. B. von Maggi)
200 ml Wasser
1 Löffel Öl
1 kleine Zwiebel, klein gehackt
1 Knoblauchzehe, klein gehackt
1 rote Paprika, gewürfelt
200 Gramm Zuckererbsen
evtl. etwas fein gehackter Koriander

Zubereitung:
Den Reis gemäß Beschreibung auf der Verpackung zubereiten. Das Öl in einem Wok erhitzen und Zwiebel, Knoblauch, Paprika und Zuckererbsen ungefähr 15 Minuten auf mittlerer Stufe andünsten. Die Currysoße gemäß Beschreibung auf der Verpackung zubereiten und hinzufügen. Den Fisch in die Soße legen und erwärmen. Den Reis zusammen mit dem Fisch in Curry servieren.

Obst-Wraps
(8 Stück)

Zutaten:
8 Pfannkuchen (Fertigprodukt aus dem Supermarkt, weniger Fett)
750 Gramm frisches Obst (zum Beispiel Äpfel, Erdbeeren, Kiwis, Mandarinen, Ananas, Bananen, Weintrauben, Melonen)
Zitronensaft
Puderzucker
8 Stücke Backpapier
8 hohe Limonadengläser

Zubereitung:
Die Pfannkuchen im Ofen oder in der Mikrowelle erwärmen. Das Obst waschen, schälen und in Stücke schneiden. Die Apfel- und Bananenstücke mit Zitronensaft beträufeln. Das Obst in einer Schüssel mischen. Die Wraps: Einen Pfannkuchen doppelt falten, zu einem Hörnchen drehen, in der Hand halten und mit dem Obst füllen. Vorsichtig eine Serviette um den Pfannkuchen wickeln. Den Wrap evtl. bis zur Hälfte in ein Limoglas gleiten lassen und mit Puderzucker bestreuen.

Chicoréesalat
(für 1 Person)

Zutaten:
2 Chicorée
1 kleine Dose Ananas im eigenen Saft
75 Gramm geräuchertes Hähnchenfleisch
1 Schalotte
Joghurt-Dressing
Paprika- und Currypulver

Zubereitung:
Den Chicorée sehr klein schneiden. Die Ananas, das Hähnchenfleisch (klein geschnitten) und die klein gehackte Schalotte zufügen. Mit ein bisschen Joghurt-Dressing und Paprika- und Currypulver zubereiten.

Nudelauflauf mit Thunfisch

(für 4 Personen)

Zutaten:

250 Gramm Nudeln (nicht gekocht)
1 Dose Thunfisch ca. 200 Gramm oder 200 Gramm geräuchertes Putenfleisch
30 Gramm halbfette Margarine
300 ml Milch
25 Gramm Mehl
150 Gramm geriebener fettarmer Käse
1 Esslöffel Paniermehl
Pfeffer und Salz

Zubereitung:

Die Nudeln bissfest kochen. Den Thunfisch oder das Putenfleisch in kleine Stücke schneiden. Die Margarine schmelzen lassen, das Mehl hinzufügen, unter ständigem Rühren etwas Wasser zufügen, die Soße aufkochen lassen und mit einem Schneebesen glatt rühren. Die Hälfte der Käsemenge hinzugeben, würzen und noch 2 bis 3 Minuten köcheln lassen. Die Nudeln mit einer Schicht Thunfisch oder Hähnchenfleisch und der Soße in eine Auflaufform geben, alles wiederholen; zum Schluss mit der Soße bedecken. Mit dem geriebenen Käse und dem Paniermehl bestreuen. In den Backofen stellen (200 Grad), bis der Auflauf eine goldgelbe Kruste bekommen hat und dann heiß servieren. Guten Appetit!

Blumenkohl-Auflauf

(für 4 Personen)

Zutaten:

1 Kilo Kartoffeln
Salz, Pfeffer und Currypulver
Schuss fettarme Milch
Olivenöl
2 Zwiebeln
1 mittelgroßer Blumenkohl
350 Gramm Rinderhackfleisch
100 Gramm geriebener fettarmer Käse

Zubereitung:

Die Kartoffeln gar kochen und mit ein wenig Salz und Pfeffer pürieren. Das Hackfleisch mit etwas Olivenöl goldbraun anbraten. In einer anderen Pfanne die Zwiebelringe andünsten und mit max. einem Esslöffel Currypulver würzen. Den Blumenkohl 2 Minuten kochen. Ungefähr eine Lage von 1 cm Kartoffelpüree in die Auflaufform geben und mit den Zwiebelringen, dem Hackfleisch und zuletzt den Blumenkohlröschen füllen. Danach mit dem geriebenen Käse bestreuen und mit dem restlichen Püree bedecken. Den Auflauf dann in den Backofen geben (200 Grad), bis sich oben eine braune Kruste gebildet hat.

Staudenselleriesalat mit Fetakäse und Pinienkernen

(für 2 Personen)

Zutaten:

1/2 Esslöffel Basilikum, frisch (fein gehackt)
1 Esslöffel frischer Schnittlauch
5 Stangen Staudensellerie
1 Zitrone (unbehandelt)
100 Gramm Fetakäse
2 Esslöffel Olivenöl
25 Gramm Pinienkerne
Pfeffer
Salz
Wasser

Zubereitung:

Etwas Wasser zum Kochen bringen. Den Staudensellerie schälen, in dünne Streifen schneiden, in ein Sieb geben und mit dem kochenden Wasser übergießen. Gut abtropfen lassen. Die Zitrone gründlich waschen und die Hälfte der Zitronenschale raspeln. Die Zitrone auspressen und das Öl unter ständigem Rühren hinzufügen. Die abgeriebene Zitronenschale und die Gewürze in die Soße geben und alles mit Salz und Pfeffer abschmecken. Den Fetakäse in Stücke schneiden. Den Staudensellerie und den Fetakäse vorsichtig unter die Soße heben und ungefähr eine Stunde ziehen lassen. Die Pinienkerne goldbraun rösten und unter den Salat rühren.

Sorbet von Grapefruit und Mango-Eis

(für 4 Personen)

Zutaten:

3 reife Mangos
300 ml Sirup Mango – rote Grapefruit
3 Esslöffel fein geschnittene Minze
1 rote Grapefruit
eiskalter süßer Eiswein

Zubereitung:

2 Mangos schälen, das Fruchtfleisch vom Kern schneiden und mit einem Stabmixer oder einer Küchenmaschine pürieren. Das Mangopüree mit 2 Esslöffeln Minze und dem Sirup mischen. In der Eismaschine zu Eis werden lassen oder die Masse in eine flache Metallschüssel geben, 4 Stunden in den Gefrierschrank stellen und jede halbe Stunde einmal umrühren (mit dem Mixer wird es schön locker). Die dritte Mango schälen und das Fruchtfleisch in Würfel schneiden. Die Grapefruit schälen und die Häutchen vom Fruchtfleisch lösen. Die Sorbetgläser mit dem Obst, dem Rest der Minze und dem Sorbet-Eis füllen. Mit Eiswein auffüllen und mit einem Strohhalm und einem langen Löffel servieren.

Gemüsesuppe

(für 4 Personen)

Zutaten

1 Glas kräftige Rinder-Bouillon (mit Fleisch)
1 Liter Wasser
1 Tütchen Gemüsesuppe
400 Gramm Porree
Möhren
Blumenkohl und Prinzessbohnen

Zubereitung

Die Fettschicht von der Suppe entfernen. Die Brühe in einen Suppentopf geben und das Fleisch mit zwei Gabeln auseinander ziehen. Das Wasser zusammen mit dem Tüteninhalt hinzufügen, umrühren und zum Kochen bringen. So lange kochen lassen, wie auf der Tüte angegeben. Einige Minuten vorher das klein geschnittene Gemüse hinzugeben. Dies ist eine köstliche, einfach zuzubereitende Suppe. Tut gut, vor allem, wenn man sich nicht so wohl fühlt.

Fisch mit Äpfeln aus dem Backofen

(für 4 Personen)

Zutaten:

400 Gramm Kabeljau
2 feste Äpfel (zum Beispiel Goldrenetten)
Paniermehl
3 Esslöffel halbfette Margarine
Pfeffer und Salz
Petersilie

Zubereitung:

Den Backofen auf 180 Grad vorheizen. Die Auflaufform mit einem Esslöffel Olivenöl einfetten. Den Fisch in die Auflaufform legen und mit Salz und Pfeffer würzen. Die Äpfel waschen, das Gehäuse entfernen und in dünne Scheiben schneiden. Die Apfelscheiben über den Fisch verteilen. Mit Paniermehl bestreuen und die 2 Esslöffel Margarine darauf verteilen. Alles mit Petersilie bestreuen. Wenn die Äpfel und der Fisch etwas festkleben, geben Sie einen kleinen Schuss Wasser hinzu. Den Fisch 20 Minuten (Frischfisch) bzw. 30 Minuten (gefrorener Fisch) garen lassen, bis der Auflauf eine goldbraune Kruste bekommt.

Rote-Beete-Salat
(für 2 Personen)

Zutaten:
500 Gramm Rote Beete (roh)
1 Zitrone
1 Esslöffel Olivenöl
1/2 Bund Petersilie
1 Knoblauchzehe
200 Gramm fettarmer Joghurt
1/2 Teelöffel Schwarzkümmel
Salz und Pfeffer

Zubereitung:
Die Rote Beete vorsichtig in ungesalzenem Wasser (± 1 Stunde) gar kochen, unter kaltem Wasser schälen und in Würfel schneiden. Mit dem Joghurt, einer ausgepressten Knoblauchzehe, fein gehackter Petersilie, etwas ausgepresstem Zitronensaft, Olivenöl, Salz und Pfeffer ein Dressing zubereiten. Das Dressing über die Rote Beete geben und mit Schwarzkümmel garnieren.

Tipp: Schwarzkümmel ähnelt Sesam und hat einen nussigen und pikanten Geschmack. Man sieht ihn öfter auf türkischem Fladenbrot. Sie können die Rote Beete auch mit einem süßen Dressing aus zum Beispiel Orangen-Blütenwasser, Zitronensaft, Kümmel, Koriander, etwas Zucker und Salz zubereiten.

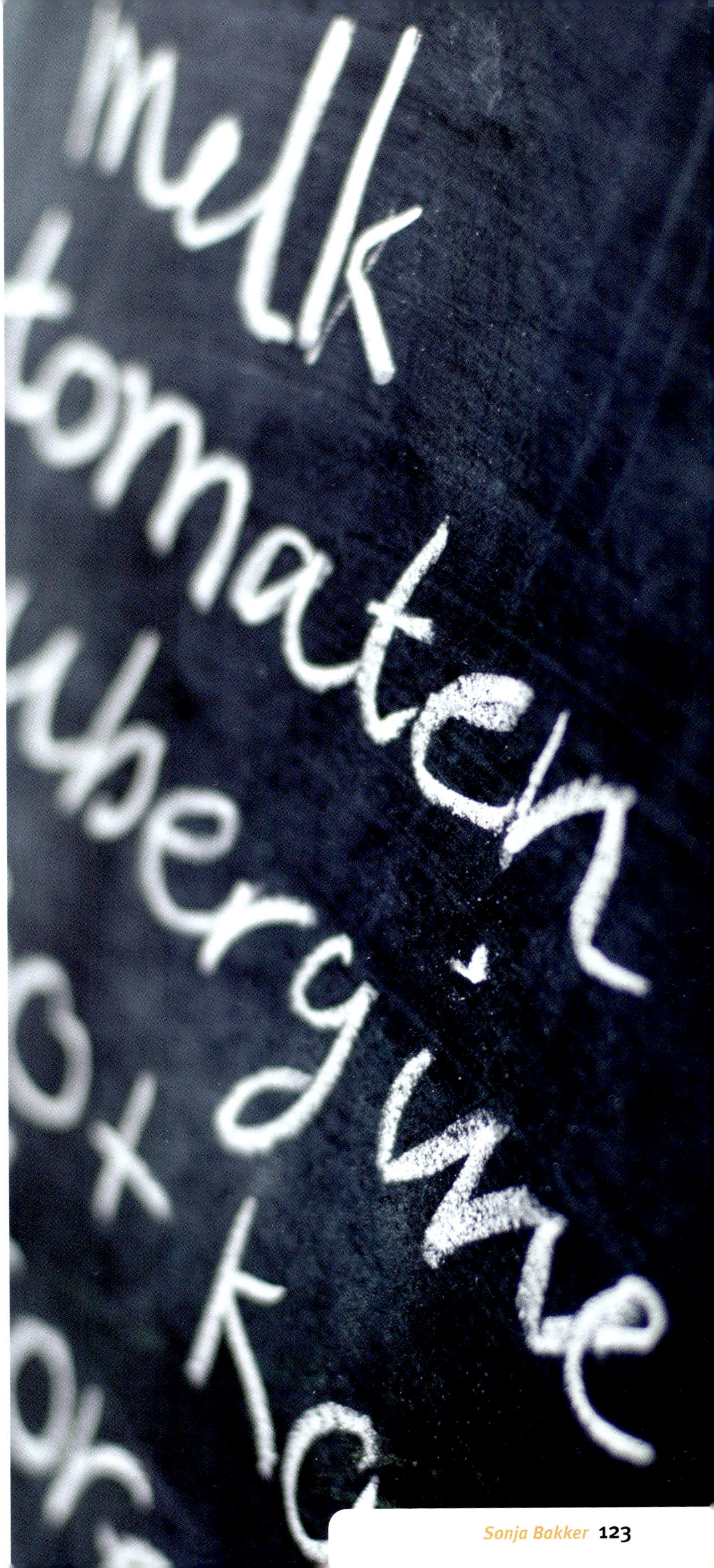

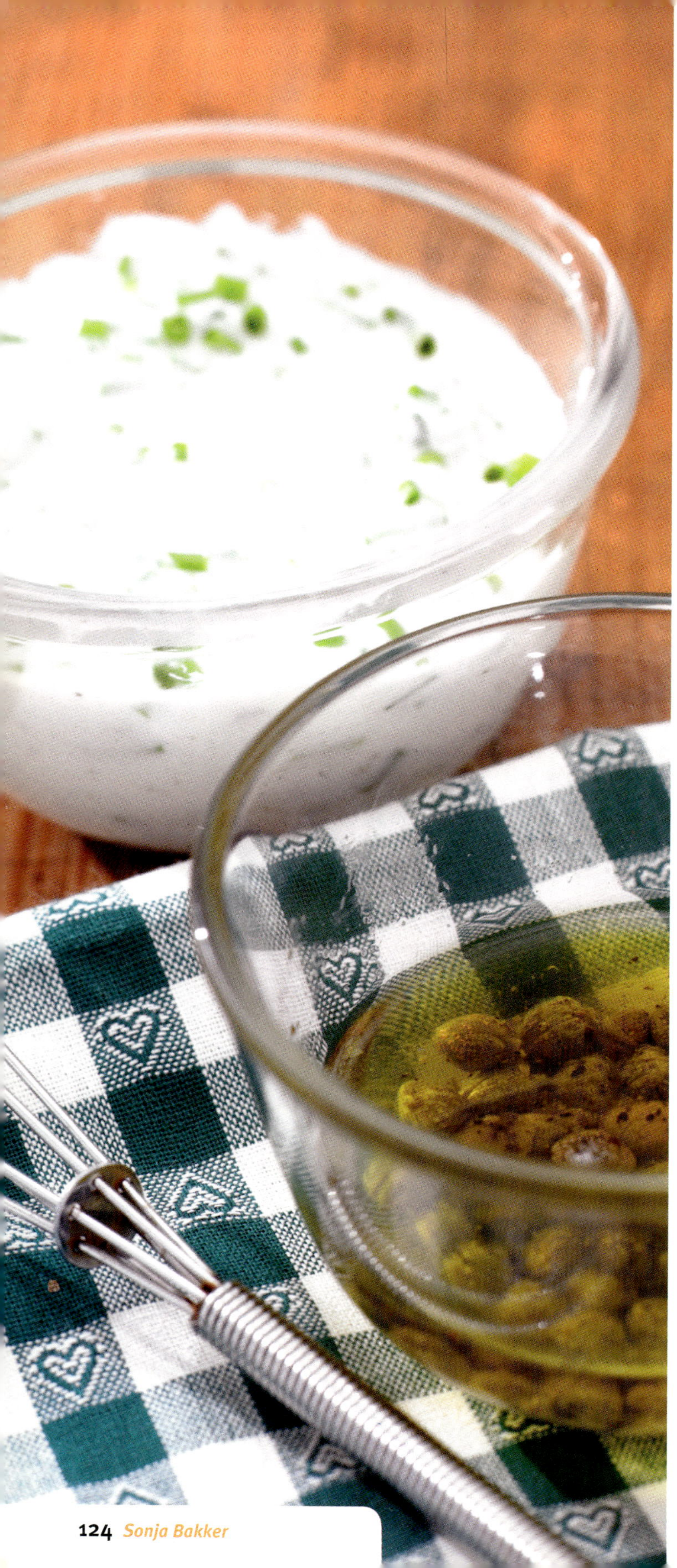

Soßen

Kräuterbutter

Zutaten:
100 Gramm halbfette Margarine
Petersilie
1 Schalotte
Saft von 1/4 Zitrone
Salz
Pfeffer
Muskatnuss

Zubereitung:
Die Margarine sehr weich werden lassen. Kräuter und Saft untermischen. Mit Salz, Pfeffer und Muskatnuss abschmecken.

Mayonnaise

Zutaten:
3 hartgekochte Eidotter
1 rohes Eigelb
1 Esslöffel Senf
1 Teelöffel Süßstoff
Salz
Pfeffer
50 ml Olivenöl

Zubereitung:
Gekochte Eidotter, rohes Eigelb, Senf, Süßstoff, Salz und Pfeffer mit dem Mixer zu einer butterartigen Creme schlagen. Unter ständigem Rühren tropfenweise das Öl hinzugeben.

Salatsoße

Zutaten:
2 hartgekochte Eier
1 rohes Eigelb
1 Esslöffel Essig
1 Teelöffel Senf
3 Teelöffel Öl
1 Esslöffel Rotwein
2 Schalotten
Estragon
Salz und Pfeffer

Zubereitung:
Die hartgekochten Eier sehr fein zerkleinern und mit dem rohen Eigelb, dem Essig und dem Senf gut mischen. Unter ständigem Rühren tropfenweise das Öl hinzufügen. Den Rotwein und die fein gehackten Schalotten dazugeben. Die Soße mit Salz, Pfeffer und Estragon abschmecken.

Currysoße

Zutaten:
125 Gramm Quark Magerstufe,
Esslöffel Joghurt-Dressing
1 Ei
1/2 Zwiebel
1/2 Teelöffel Curry
Pfeffer und Salz

Zubereitung:
Den Quark zusammen mit dem Joghurt-Dressing in eine Schüssel geben. Curry, etwas Pfeffer und Salz zusammen mit den Zwiebeln und dem hartgekochten Ei hinzufügen und gut umrühren.

Paprikasoße

Zutaten:
1/2 rote Paprika
125 Gramm Quark Magerstufe
1 Esslöffel Joghurt-Dressing
1/2 Zwiebel, Pfeffer und Salz
1 Teelöffel Paprikapulver
1 Teelöffel Ketchup
etwas Süßstoff.

Zubereitung:
Die Paprika in kleine Würfel hacken. Mit dem Quark und dem Joghurt-Dressing eine lockere Soße schlagen. Abschmecken mit sehr klein gehackten Zwiebeln, etwas Salz und Pfeffer, Paprikapulver und Süßstoff. Paprikawürfel dazugeben.

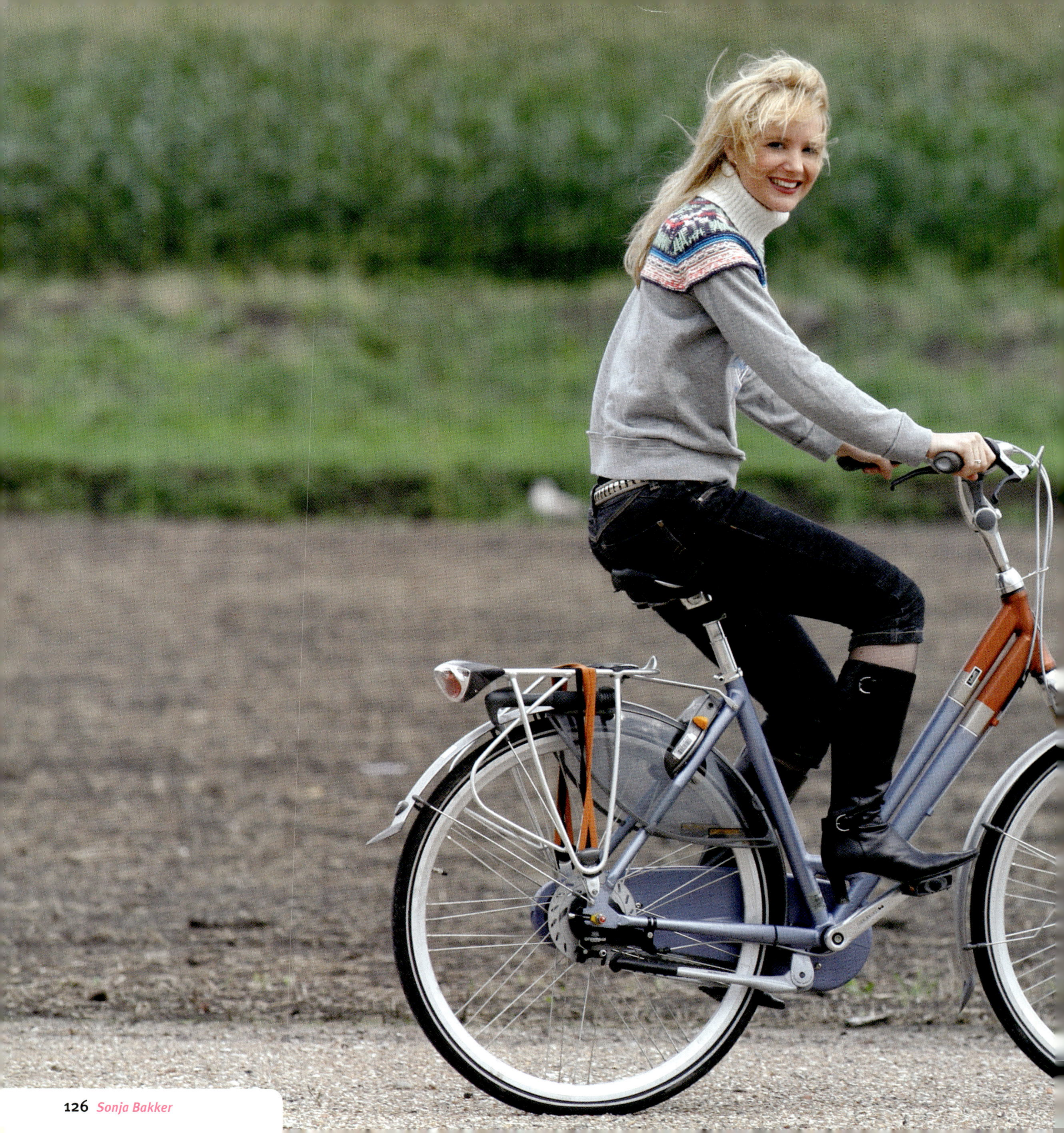

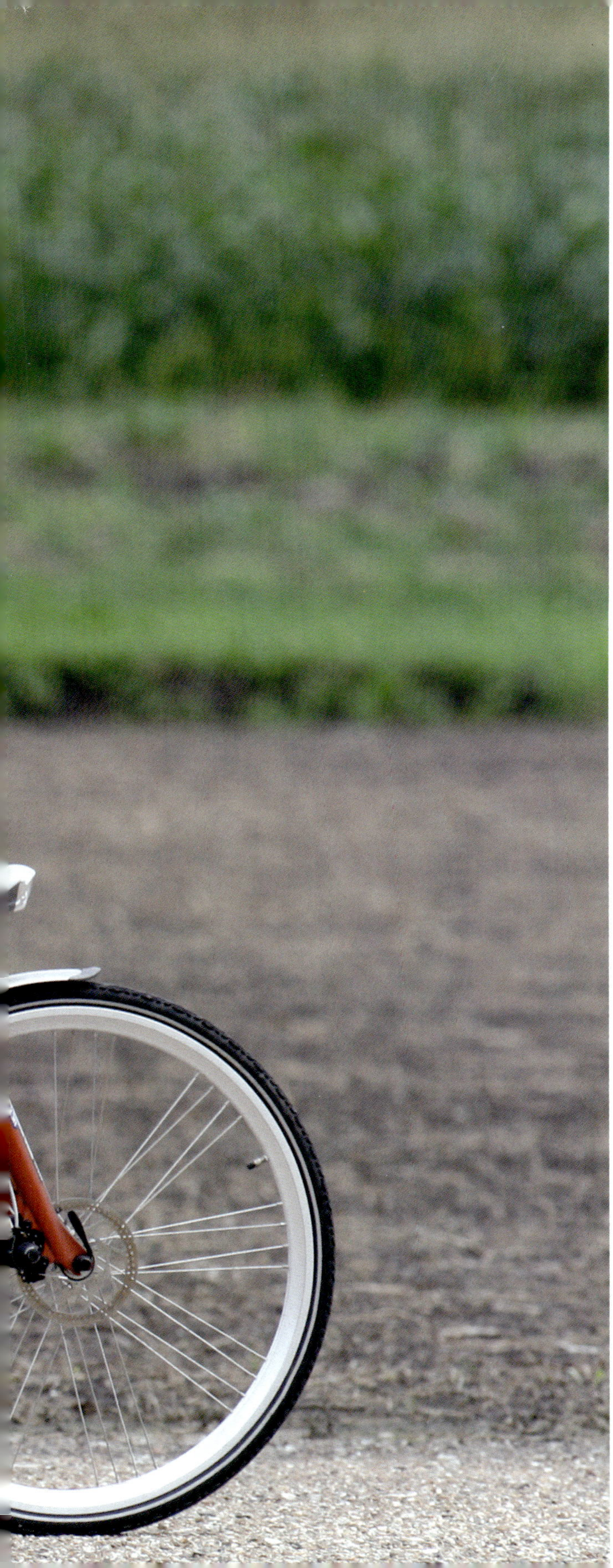

Zum Schluss

Auch in Zukunft werde ich an meinen Zielen arbeiten: Gleichgewicht im Leben, Zeit für meine Familie und Einklang von Körper und Seele. Wir sind auf dieser Welt, um uns in allen Situationen selbst besser kennenzulernen und aus Herausforderungen des Lebens zu lernen. Übergewicht ist eine der größten Herausforderungen. Ich habe jahrelang dagegen gekämpft. Auch Sie können den Kampf gewinnen, müssen dafür aber etwas tun. Ziele ohne Taten bleiben Träume. Träume können sehr angenehm sein, können aber auch eine Flucht sein, um die Augen vor der Wahrheit zu verschließen. Hören Sie jetzt auf zu träumen, und verfolgen Sie Ihre Ziele mit Leidenschaft und Begeisterung. Entscheiden Sie sich für sich selbst.

Ihre Diätberaterin Sonja Bakker

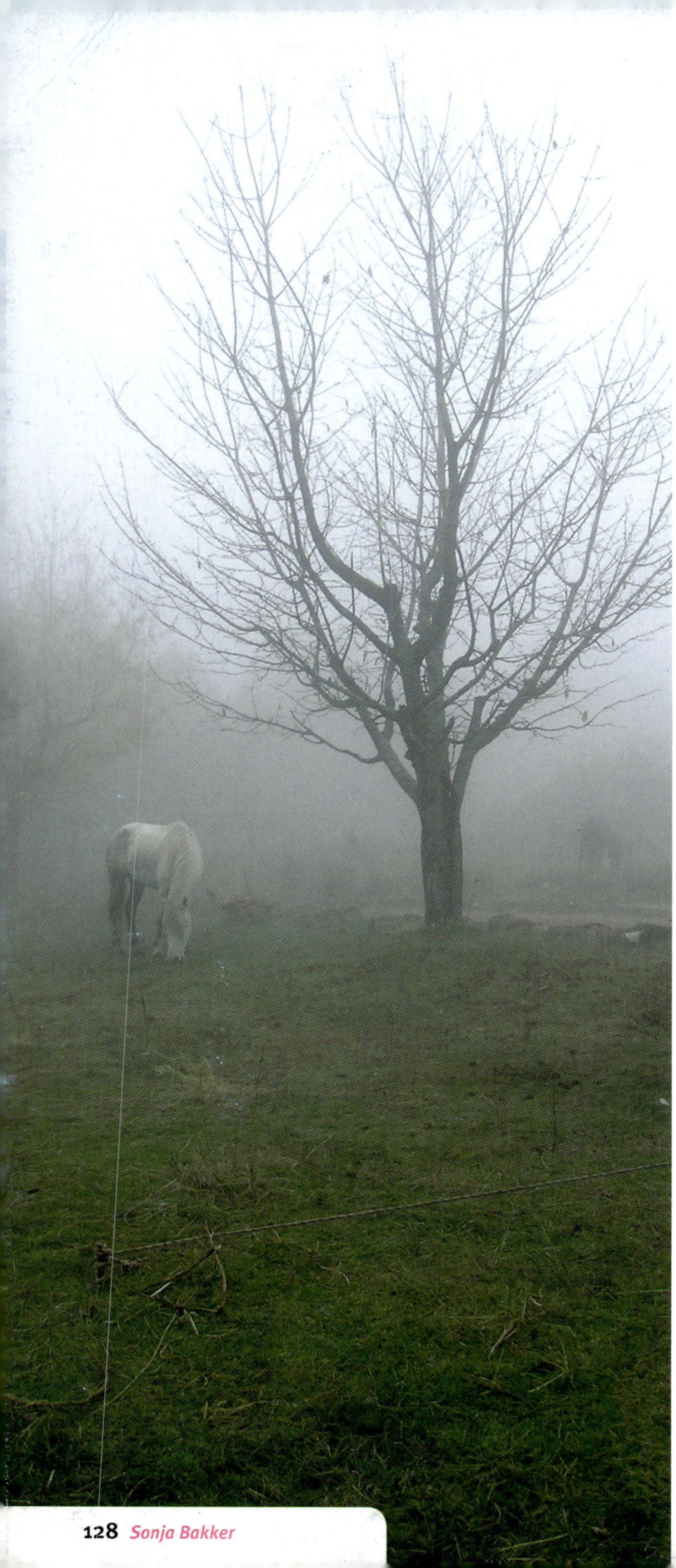

Impressum

Diätberaterin Sonja Bakker
www.sonjabakker.de

Text: Sonja Bakker
Redaktion: Sonja Bakker, Monique Ooms, Ingrid Warners, Thomas Schwortschik
Übersetzung: Eurolingua
Schlussredaktion: Anja Schuitemaker-Loh
Beratung: Yvonne Luft, Jürgen Balzer, Mathijs Vrieze
Layout: Studio Brouwer, Hoorn
Fotos: Lieke Heijn & Pim Janswaard (Cameron Studio), außer Seite 30, 31, 33, 126: Albert den Iseger
Druck: Roto Smeets GrafiServices
Verlag: De Zonnestraal

Erreichen Sie Ihr Traumgewicht
ISBN: 978-90-78211-06-8

1. Auflage, April 2007

Printed in the Netherlands

Ursprünglicher Titel: Bereik je ideale gewicht!
ISBN: 90-9019224-7